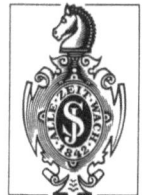

Die Dynamische Kompressionsplatte DCP

Von M. Allgöwer · L. Kinzl · P. Matter
S. M. Perren · T. Rüedi

Korrigierter Nachdruck der ersten Auflage

Mit 29 Abbildungen

Springer-Verlag
Berlin Heidelberg GmbH 1978

Professor Dr. M. ALLGÖWER,
Vorsteher des Departments für Chirurgie der Universität Basel,
Kantonsspital, CH-4031 Basel

Dr. L. KINZL, Unfallchirurgische Abteilung, Universitätsklinik
D-7900 Ulm

Priv.-Doz. Dr. P. MATTER, Krankenhaus, CH-7270 Davos

Priv.-Doz. Dr. S. M. PERREN,
Laboratorium für Experimentelle Chirurgie,
Schweizerisches Forschungsinstitut, CH-7270 Davos

Priv.-Doz. Dr. T. RÜEDI, Chirurgische Universitätsklinik,
CH-4000 Basel

ISBN 978-3-540-06465-7   ISBN 978-3-662-06644-7 (eBook)
DOI 10.1007/978-3-662-06644-7

Das Werk ist urheberrechtlich geschützt. Die dadurch begründeten Rechte, insbesondere die der Übersetzung, des Nachdruckes, der Entnahme von Abbildungen, der Funksendung, der Wiedergabe auf photomechanischem oder ähnlichem Wege und der Speicherung in Datenverarbeitungsanlagen, bleiben, auch bei nur auszugsweiser Verwertung, vorbehalten. Bei Vervielfältigungen für gewerbliche Zwecke ist gemäß § 54 UrhG eine Vergütung an den Verlag zu zahlen, deren Höhe mit dem Verlag zu vereinbaren ist.
© by Springer-Verlag Berlin Heidelberg 1973 und 1978
Ursprünglich erschienen bei Springer-Verlag Berlin Heidelberg New York 1978

Die Wiedergabe von Gebrauchsnamen, Handelsnamen,
Warenbezeichnungen usw. in diesem Werk berechtigt auch ohne besondere Kennzeichnung nicht zu der Annahme, daß solche Namen im Sinne der Warenzeichen- und Markenschutz-Gesetzgebung als frei zu betrachten wären und daher von jedermann benutzt werden dürften.
Satz

Inhaltsverzeichnis

Allgemeines zur Dynamischen Kompressionsplatte (DCP) . . . 1
  Grundlagen der Osteosynthese 1
    Ziel 1
    Mechanische Grundlagen 2
    Biomechanische Grundlagen 2
    Biologie der Knochenheilung bei stabiler Fixation 3
    Radiologische Nachkontrolle 3
  Probleme der bisher verfügbaren Kompressionsplatten . . . 3
    1. Schraubenlöcher mit zirkulärem Sitz (Rundlöcher) . . 6
      a) Unkontrollierbare Druckveränderungen 6
      b) Mangel an Vielseitigkeit 6
      c) Reibung zwischen Schraubenkopf und Plattenbohrung
        nach dem Plattenbiegen 6
    2. Eingebaute Spannvorrichtungen 8
      a) Metallurgische Gefahren 8
      b) Mangel an Vielseitigkeit 8
    3. Abnehmbarer Plattenspanner 8
      a) Vorteile 8
      b) Nachteile 8

Das Konzept der Dynamischen Kompressionsplatte (AO—DCP) 10
  Die Konstruktion der Dynamischen Kompressionsplatte
  (DCP) 12
    Schraubenloch und sphärisches Gleitprinzip 12
    Form des Schraubenkopfes 12
    Bohrbüchsen 12
    Wirkungsweise 12
  Die Anwendung der Dynamischen Kompressionsplatte . . 21
    Allgemeine Bemerkungen 21
    Die DCP als konventionelle Osteosyntheseplatte 21
    Die DCP als konventionelle Platte mit abnehmbarem
    Spanner 21
    Die DCP als selbstspannende Platte 23
    Die DCP als Abstützplatte 23
  Drei prinzipielle Möglichkeiten, eine interfragmentäre Zugschraube zu plazieren 29
  Beispiele für den praktischen Gebrauch der Dynamischen
  Kompressionsplatte (DCP) 32

	Kurze Frakturen mit direktem Kontakt der Hauptfragmente	32
	1. Gebrauch der DCP mit einem Spanner	32
	2. Gebrauch der DCP als selbstspannende Platte	32
	Torsions- oder Biegefrakturen mit Drehkeil	32
	Mehrfragmentbrüche	34
	Frakturen in zwei oder mehr Etagen	34
	Vorderarmbrüche	34
	Beckenfrakturen im Bereich des Acetabulums	41

Schlußbemerkung 45

Literatur 46

Sachverzeichnis 48

Allgemeines zur Dynamischen Kompressionsplatte (DCP)

Die dynamische Kompressionsplatte dient zur Osteosynthese von Frakturen, Osteotomien und Pseudarthrosen. Das Grundkonzept beruht auf dem System der AO[1]-Kompressionsplatte. Die DCP kann — und in vielen Fällen soll sie — genauso verwendet werden wie die konventionelle AO-Platte. Darüber hinaus bietet sie jedoch weitere Möglichkeiten.

Die DCP kann folgendermaßen angewendet werden:
1. Als einfache Osteosyntheseplatte („Neutralisationsplatte").
2. Als Kompressionsplatte mit abnehmbarem Plattenspanner.
3. Als selbstspannende Kompressionsplatte (insbesondere bei beschränktem Zugang).

Beachte: Die Anwendungen 1 und 2 sind identisch mit denjenigen der bisherigen AO-Platten [1].

Das Neue an der selbstspannenden Platte (DCP) sind die Schraubenlöcher, deren Form eine Spann- und Gleitbewegung erlaubt. Diese spezielle Form der Schraubenlöcher vermeidet automatisch unkontrollierbare Druckveränderungen, wie sie mit Rundlöchern sehr leicht eintreten.

Bei der Anwendung der DCP müssen die allgemein gültigen Grundsätze der Osteosynthese ebenfalls genau beachtet werden. Sorgfältige Indikation, exakte Planung sowie Durchführung des Eingriffs durch einen entsprechend ausgebildeten Chirurgen sind unbedingte Voraussetzungen. Die lückenlose Sterilität ist ebenso notwendig wie eine gut aufeinander abgestimmte Arbeit des Behandlungsteams in der postoperativen Phase, deren wichtigster Punkt eine überlegt dosierte und frühzeitig einsetzende funktionelle Beanspruchung der verletzten Extremität darstellt.

Grundlagen der Osteosynthese

Ziel

Die Fraktur stellt eine traumatische Kontinuitätstrennung des Knochens dar. Durch interfragmentäre Bewegungen werden Schmerzen und Irritationen des umgebenden Gewebes verursacht.

Eine knöcherne Vereinigung der Fragmente ist an die Immobilisation des Frakturbereiches gebunden. Bei spontaner Heilung wird dies durch Callusbildung erreicht [2—4]. Zugschrauben und Kompressionsplatten bewirken durch interfragmentäre Kompres-

---
1 AO = Arbeitsgemeinschaft für Osteosynthesefragen.

sion eine sogenannte „absolut" stabile Osteosynthese, während durch die Anwendung von Spickdrähten, Marknägeln oder äußeren Schienungen meistens lediglich eine Adaptation der Fragmente und eine relative Ruhigstellung erzielt werden. Bei Pseudarthrosen führt die stabile Osteosynthese durch Vermeiden interfragmentärer Bewegungen meist rasch zu einer knöchernen Heilung.

Das Ziel einer stabilen Osteosynthese ist eine frühe, schmerzfreie Funktion der verletzten Gliedmaße. Die „Frakturkrankheit" als Folge langer Immobilisation wird so vermieden.

Mechanische Grundlagen

Wechsellast ruft bei ungenügender Stabilität der Osteosynthese interfragmentäre Bewegungen hervor. Diese Unruhe im Frakturbereich bewirkt Knochenresorption und damit unerwünschte Verkürzungen der Fragmentenden. Erhöhte Torsions- und Biegungsbelastung des Implantates ist die Folge.

Interfragmentäre Kompression als statische Kraft läßt Relativbewegungen zwischen den Fragmentenden vermeiden. Druckbedingte Vorspannung wirkt Zugkräften infolge Biegebeanspruchung entgegen. Die druckbedingte Reibung verhindert Instabilität infolge torsionsbedingten Scherkräften. So tritt trotz funktioneller Nachbehandlung (sofortige, aktive Bewegungsübungen bei gipsfreier Nachbehandlung) keine interfragmentäre Bewegung auf. Zusätzliche, äußere fixierende Verbände sind meist nicht notwendig. Ist eine Fraktur allseitig exakt reponiert und damit ein knöcherner Kontakt unter Kompression gewährleistet, treten während der funktionellen Nachbehandlung keine unzulässigen Biege- und Torsionsspannungen in der Platte auf. Die für die Kompressions-Stabilisierung notwendigen statischen Druckkräfte werden vom Knochen ausgezeichnet vertragen. Die mechanischen Vorteile der Kompression können deshalb voll ausgenützt werden.

Biomechanische Grundlagen

Die biologische Reaktion des lebenden Gewebes auf mechanische Reize (Kraft und Bewegung) ist für die Frakturheilung von Bedeutung. Geringste Oberflächenresorption des Knochens am Schraubenlager oder an den Fragmentenden würde zum Verlust der Stabilität führen, welche eingangs durch die Osteosynthese geschaffen wurde.

Versuche, bei denen unter stabiler Fixation die Kompression durch 'strain gages' in den Implantaten gemessen wurde, zeigten, daß eine auf lebende Corticalis einwirkende Kompression bis zur Knochenheilung nur langsam abnimmt. Eine Knochenresorption an den Fragmentenden wurde dabei nie beobachtet. Dies bedeutet wiederum, daß die Kompressionsosteosynthese, ohne nachteilige Knochenreaktionen hervorzurufen, angewendet werden kann.

Der weltweite Gebrauch von Zugschrauben und Kompressionsplatten macht deutlich, daß die Stabilisierung von Frakturen und Osteotomien mittels Druck zu relativ schneller und voller Knochenheilung führt. Die Knochenheilung ihrerseits schreitet um so schneller voran, je besser sich die Revascularisierung der stabil fixierten Fragmente entwickelt [8, 9].

Biologie der Knochenheilung bei stabiler Fixation

Experimentelle Untersuchungen und klinische Erfahrung ergeben, daß bei stabiler Fixation die corticale Knochenheilung ohne eigentliche Callusbildung erfolgt (primäre Knochenheilung) [10—13]. Sind die Fragmentenden in engem Kontakt und durch interfragmentären Druck stabil fixiert, so findet eine direkte Überbrückung durch neugebildete Osteone statt (Kontaktheilung) [14, 15]. Feine Spaltzonen zwischen den Fragmentenden werden unter stabiler Fixation direkt mit lamellärem Knochen, der in Richtung des Frakturspaltes wächst, aufgefüllt. Später wird dieser Knochen im Sinne eines 'remodeling' durch neu formierte Osteone ersetzt (Spaltheilung) [14, 15]. Aus mechanischen wie biologischen Gründen sollten aber Spalten, wo immer möglich, vermieden werden [5].

Radiologische Nachkontrolle

Das radiologische Kriterium einer guten Heilung nach Osteosynthese ist nicht der sichtbare Callus, sondern das Verschwinden des Frakturspaltes [16]. Eine Verbreiterung der Frakturlinie und eine gleichzeitig wolkige Callusbildung, einhergehend mit Schwellungen und Schmerzen, zeigt Instabilität an und bedeutet Gefahr. In einem solchen Fall führt die verminderte funktionelle Belastung zur Umwandlung des wolkigen *Irritationscallus* in scharf begrenzten *Fixationscallus,* wobei Schmerzen und Schwellung zurückgehen.

Probleme der bisher verfügbaren Kompressionsplatten

Eine Zeitlang wurden Platten (z. B. LANE [17]) lediglich dazu verwendet, um die Fragmente einer Fraktur zu schienen. DANIS [18] erkannte wohl als erster den Wert der interfragmentären Kompression. Er erreichte diese, indem er die Platten unter Zug in der Längsachse des Knochens anlegte. Seine Platte enthielt einen eingebauten Kompressionsmechanismus (Abb. 1a). MUELLER [19] entwarf die AO-Platte mit abnehmbarem Plattenspanner (Abb. 1b). EGGERS [20] versuchte mit Hilfe länglicher Gleitlöcher interfragmentäre Kompression durch funktionelle Belastung zu erreichen.
Einem allgemein gültigen Handwerkerprinzip folgend, erzeugen exzentrisch in ein Schraubenloch eingebrachte konisch angesenkte Schrauben Kompression (Abb. 1c). BAGBY [21] entwickelte eine Platte, die Kompression in der Knochenlängsachse erzeugt, wenn die Schrauben eingedreht werden. Dieser Mechanismus basiert auf der Geometrie konischer Schultern an den Schraubenköpfen, die über die Kante eines Schraubenlochs gleiten. Das selbstspannende Prinzip durch schräge Schraubenköpfe und ovale Plattenbohrungen ist gleichfalls verwirklicht bei der Halbrohrplatte der AO (Abb. 1d), der Platten von TAMAY und HOSHIKO [22], DENHAM [23], LUHR [24] und MITTELMEIER [25]. BERTOLINI's [26] Plattentyp setzt voraus, daß die Schrauben schräg eingesetzt werden.

Eine sphärische Geometrie wird einzig bei der dynamischen Kompressionsplatte benutzt [27]. Die sphärische Geometrie bewirkt einen kongruenten Sitz zwischen Schraubenkopf und Platte an jeder beliebigen Stelle entlang dem Schraubenloch, wobei gleichzeitig eine schräge Schraubenlage in der Längs- und Querachse möglich ist. Aufgrund der selbstspannenden Wirkung, verursacht durch eine spezielle Schraubenkopf- und Plattenlochgeometrie, erlaubt die DCP auch eine Kompression der Fraktur mit oder ohne separatem Spanngerät.

Abb. 1 Kompressionsplatten

    a   Die Danis-Platte besitzt einen eingebauten Kompressionsmechanismus, der nicht entfernt wird

    b   AO-Kompressionsplatte mit abnehmbarem Plattenspanner

    c   Um eine Kompressionswirkung zu erzeugen, kann ein allgemein gültiges Handwerkerprinzip angewandt werden. Dabei wird eine konisch angesenkte Schraube in exzentrischer Lage eingedreht. Beim Eindrehen der Schraube resultiert eine Kompressionswirkung in der Plattenlängsachse

    d   Halbrohrplatte der AO mit selbstspannender Wirkung durch konische Geometrie des Schraubenkopfes und ovales Schraubenloch

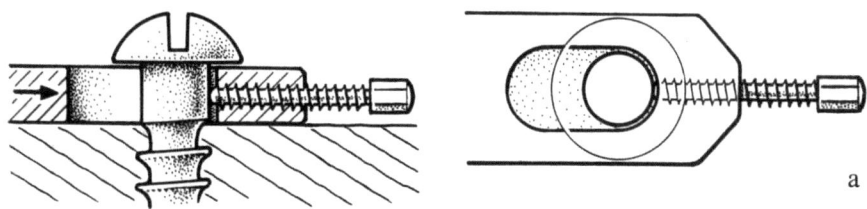
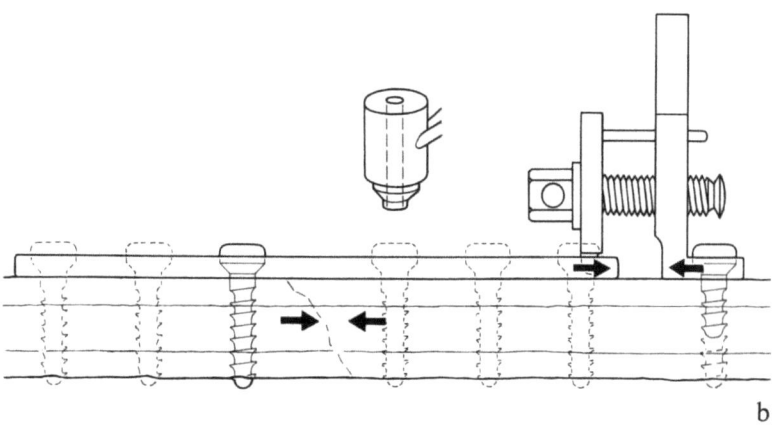
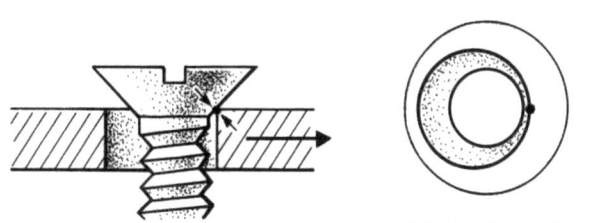
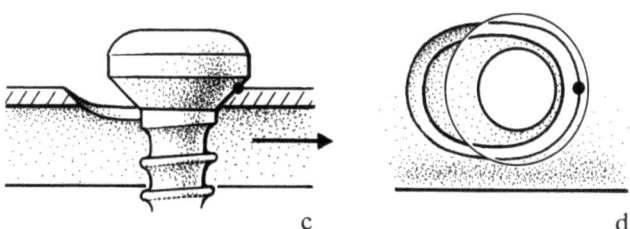

Abb. 1

1. Schraubenlöcher mit zirkulärem Sitz (Rundlöcher)

a) Unkontrollierbare Druckveränderungen

Bei einer Kompressionsplatte mit präzisem zirkulärem Sitz zwischen Schraubenkopf und Platte kann durch das Setzen weiterer Schrauben nach dem Spannprozeß die Kompression wieder aufgehoben oder sogar in Zug verwandelt werden. Dies wird durch eine feine, kaum vermeidbare Exzentrizität der Schrauben beim Einbringen hervorgerufen. Solche Spannungsänderungen wurden beim Anlegen einer 4-Loch-Platte gemessen, wobei eine Präzisionsbohrbüchse verwendet wurde (Abb. 2) [28]. Von 36 geübten Chirurgen beendeten 17 die Applikation aller 4 Plattenschrauben ohne Kompression oder sogar mit einer Distraktion im Frakturspalt.

b) Mangel an Vielseitigkeit

Enger konischer Sitz zwischen Schraubenkopf und Plattenbohrung bedingt eine zur Platte senkrechte Schraubenlage. In gewissen Fällen darf eine Schraube dann nicht gesetzt werden, weil sie mit der Spitze in den Frakturspalt zu liegen käme. In manchen Fällen ist es deshalb erwünscht, eine Schraube schräg zu setzen, um eine Frakturlinie durch eine Zugschraube zu komprimieren. Solche Probleme können nur durch einen sphärischen Schraubensitz gelöst werden, der es erlaubt, die Schraube in jede Richtung, so auch schräg in der Längs- und Querachse, einzusetzen (Abb. 14).

c) Reibung zwischen Schraubenkopf und Plattenbohrung nach dem Plattenbiegen

Wird eine Platte der gebogenen Knochenoberfläche angepaßt, so kann es geschehen, daß der Schraubenkopf nicht mehr in die Plattenbohrung paßt, weil sich die Bohrung auf der Plattenoberseite in ihrer Längsrichtung verkürzte. Dies führt zu erhöhter Reibung zwischen Schraubenkopf und Plattenbohrung (Abb. 3) [29] und macht ein vollständiges Eindrehen der Schraube oft unmöglich.

Abb. 2 Druckmessungen: Abnehmbarer Plattenspanner, Schraubenlöcher mit zirkulärem Sitz (Rundlöcher)

a Verwendet wurde ein intakter Femur und eine für die Messung modifizierte AO-Kompressionsplatte mit zirkulären Schraubenlöchern. In einem Experiment wurde bei 36 erfahrenen Chirurgen gemessen, welche Spannung auf der Platte lag
1. während des Spannvorganges,
2. während des Eindrehens der Schrauben, sowie
3. nach dem Entfernen des Plattenspanners und dem Setzen der letzten Schraube

b Ergebnisse der Messungen, nach Abb. 2a. — Der Druck beim Spannen beträgt im Mittel ca. 80 kp und streut in einem weiten Bereich. Nach dem Setzen der ersten Schraube nach dem Spannvorgang fällt der Druck im Mittel auf 60 kp ab, die Streuung nimmt zu. In 8 Fällen wurde ein negativer Druck, also Distraktion beobachtet. Am Ende des Experimentes betrug die Kompression im Mittel nur noch 16 kp. In 17 Fällen war gar keine Kompression mehr vorhanden. Der Grund für diese Spannungsänderungen (Kompressionsänderung) ist in dem kaum beeinflußbaren, exzentrischen Einbringen der Schraubenlöcher zu suchen. Minimale Abweichungen der Schraubenlöcher von dem Plattenlochzentrum führen dann in dem relativ steifen System zu großen Druckänderungen

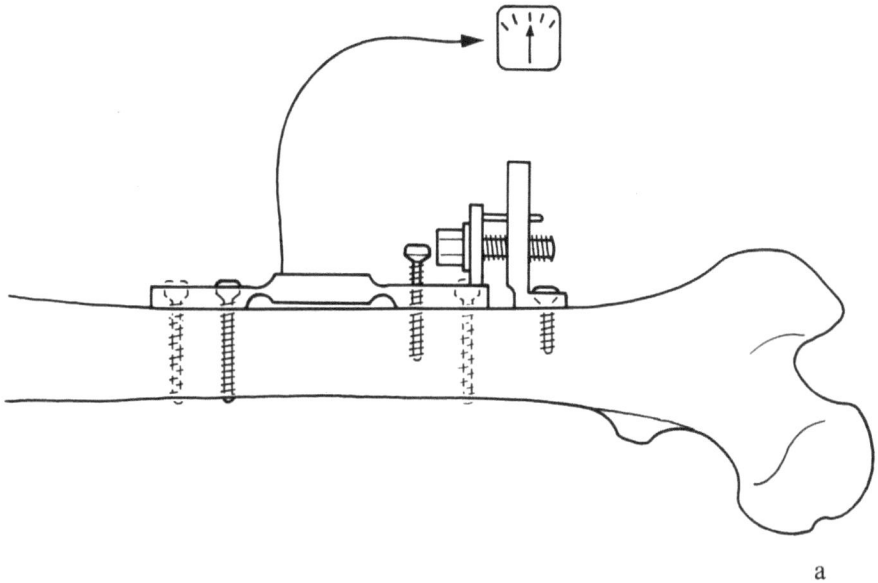
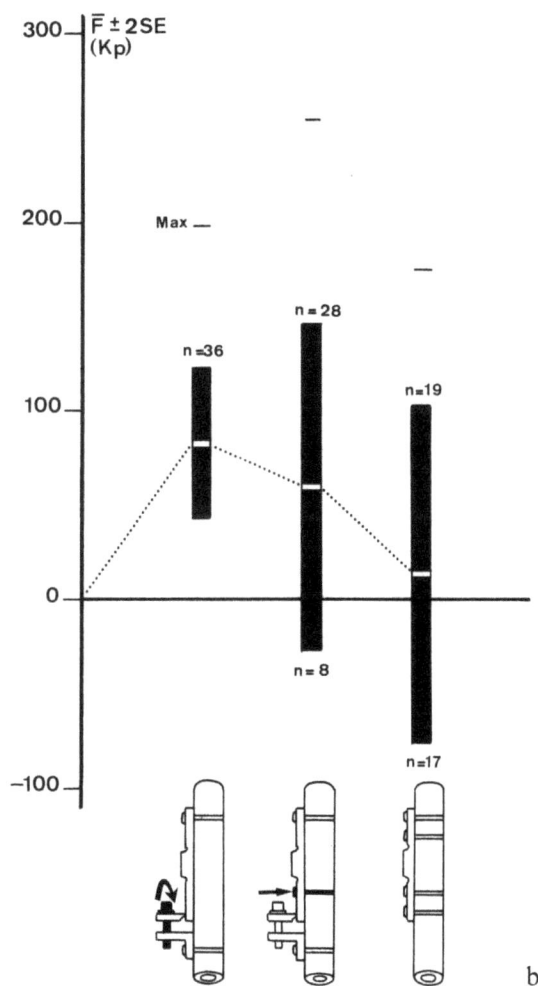

Abb. 2

2. Eingebaute Spannvorrichtungen

a) Metallurgische Gefahren

Eingebaute Spannvorrichtungen vermehren die Spaltbildungen zwischen den Metalloberflächen. Dadurch wird die Gefahr einer Spaltkorrosion vergrößert, was unerwünscht ist.

b) Mangel an Vielseitigkeit

Wenn die Spannung nur mittels einer einzigen Schraube erreicht werden kann, ist es oft unmöglich, einer speziellen Fraktursituation gerecht zu werden.

3. Abnehmbarer Plattenspanner

a) Vorteile

Der abnehmbare Plattenspanner erscheint vorteilhafter, da er die mechanischen und korrosionsmäßigen Gefahren ausschließt, welche bei einem zurückbleibenden Spannmechanismus gegeben sind. Weiterhin erlaubt er eine individuelle Dosierung des Druckkes. Es ist daher zu empfehlen, wo immer möglich weiterhin mit dem Plattenspanner zu arbeiten.

b) Nachteile

In einigen Punkten erweist sich die Anwendung des abnehmbaren Plattenspanners als nachteilig:

Ausgedehnte Freilegung

Der abnehmbare Plattenspanner bedingt eine ausgedehntere Freilegung des Knochens. So kann es z.B. bei Vorderarmfrakturen problematisch sein, zusätzlichen Platz für einen Spanner zu schaffen.

Problem durch die Kompression vom Plattenende her

Abgleiten von Schrägfrakturen: Läuft das dem Spanner ferne Fragment in einem spitzen Winkel gegen die Platte zu, so kann beim Spannen das Fragment, an welchem der Spanner befestigt ist, entlang der Frakturlinie abgleiten (Abb. 15a).

Knicken: Eine weitere Gefahr bei der Endlochkompression stellt das Knicken dar (Abb. 4). Dies muß durch Verwendung von Zangen und temporären Drahtcerclagen verhindert werden.

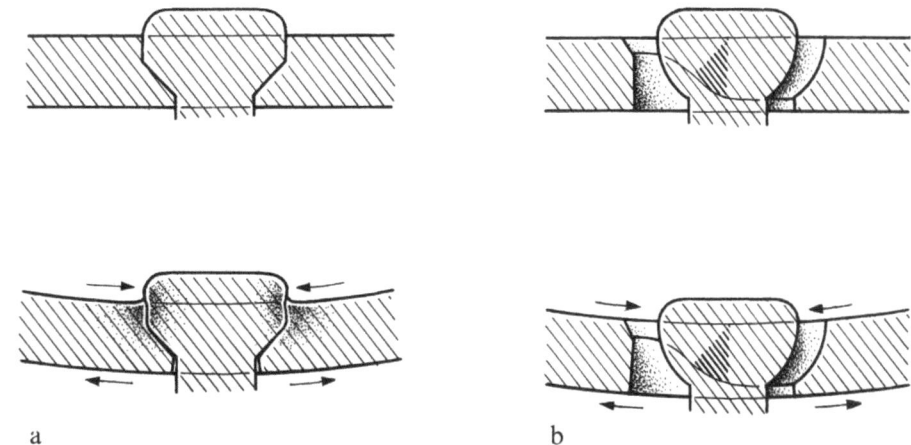

Abb. 3 Wirkung des Anbiegens einer Platte auf den Schraubenkopf

   a Bei eng sitzendem konischen Schraubenloch nach dem (ungewollten) Verbiegen des Schraubenlochs klemmt die Schraube

   b Beim sphärischen Schraubenloch der DCP. Hier bewirkt das Verbiegen keine Erhöhung der Reibung zwischen Schraube und Platte

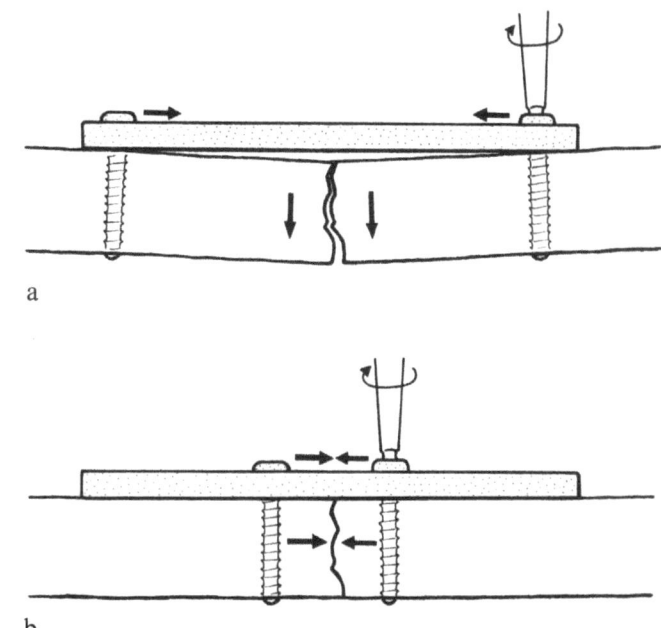

Abb. 4 Knicken der Fragmentenden beim Spannen vom Plattenende her

   a Knicken: Wenn der Druck von einem Plattenende her appliziert wird, sei es mit einem abnehmbaren Plattenspanner oder mittels eines selbstspannenden Schraubenloches, besteht die Gefahr, daß die Fraktur disloziert. Wie in der Abbildung gezeigt, entsteht bei der Querfraktur ein Kippmoment, wodurch sich der Frakturspalt auf der Gegenseite öffnet.

   b Das Knicken wird vermieden, wenn die Kompression nahe der Fraktur erfolgt

Das Konzept der Dynamischen Kompressionsplatte (AO – DCP)

Die dynamische Kompressionsplatte wurde entwickelt, um den angeführten Nachteilen der normalen AO-Rundlochplatte zu begegnen. Sie kann genauso angewendet werden wie andere Platten, bietet darüber hinaus aber eine Anzahl weiterer Möglichkeiten. Die Form der Platte und ihre mechanische Festigkeit entsprechen der bewährten AO-Platte. Alle bis dahin verwendeten Instrumente zur Plattenimplantation wurden beibehalten, lediglich die Bohrbüchse ist anders konstruiert.

Die DCP gibt es als schmale und breite Platte (Abb. 5). Die Länge der Platten hängt von der Anzahl der Bohrungen ab. Die Distanz zwischen den einzelnen Bohrungen ist jeweils gleich, was ein Auswechseln von Platten verschiedener Länge erlaubt. Außerdem gestattet der Lochabstand auch den Austausch einer konventionellen AO-Platte gegen eine DCP.

Versuche haben gezeigt, daß mit der DCP in jedem Fall die gleiche oder stabilere Fixation erreicht wird wie bei optimaler Anwendung der AO-Rundlochplatte. In Tierversuchen konnte nachgewiesen werden, daß die Druckkräfte, welche mit der DCP an lebende Corticalis angelegt wurden, über Wochen und Monate in gleicher Weise erhalten bleiben, wie bei optimal angelegten konventionellen AO-Rundlochplatten [27].

Die Geometrie von Schraubenkopf und Plattenloch ist bei der DCP so beschaffen, daß sich auch dann ein kongruenter Sitz ergibt, wenn die Schraube schräg zur Längs- oder Querachse sitzt. Die Form des Schraubenloches ist so konzipiert, daß unerwünschte Druckänderungen beim Einsetzen der Schrauben verhindert werden. Eine Kompression in Richtung der Fraktur erfolgt, wenn durch Verwendung einer speziellen Bohrbüchse (Spannbohrbüchse) die Schraubenbohrung in Richtung der Plattenlochkante versetzt wird (Abb. 7b). Bei Verwendung der neutralen Bohrbüchse ergibt sich ebenfalls eine geringe Spannung.

Alle Schraubenlöcher sind gleich konstruiert. Jegliches Sperren gegen das Schließen des Frakturspaltes wird vermieden. Die Endlöcher der Platten sind auf der Unterseite erweitert, damit auch eine Spongiosaschraube eingesetzt werden kann. Kurze Platten haben nur ein spezielles Endloch, lange Platten hingegen deren zwei.

Die DCP ist erhältlich in rostfreiem Stahl, wie er üblicherweise für die AO-Implantate verwendet wird, oder in Titan. Die Titanimplantate haben bei vergleichbar gleicher Festigkeit eine höhere Flexibilität. Dadurch wird die erwünschte funktionelle Belastung durch diese Implantate weniger vom Knochen ferngehalten als bei dem bisher verwendeten rostfreien Stahl und den Kobalt-Chrom-Legierungen. Ob die höhere Flexibilität der Titanimplantate eine Osteoporose unter der Platte vermeiden kann, ist noch nicht genügend abgeklärt.

a

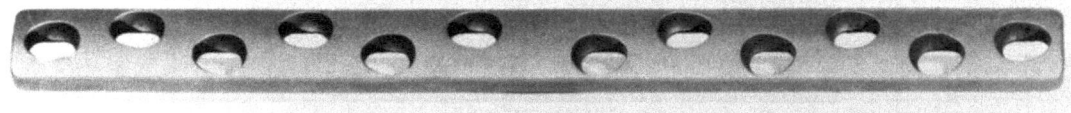

b

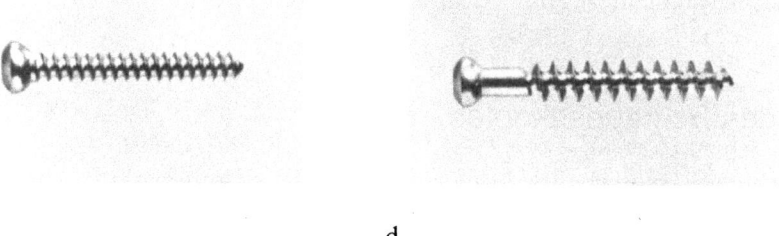

c   d

Abb. 5   Schmale (a) und breite (b) dynamische Kompressionsplatte mit Corticalis- (c) und Spongiosaschraube (d)

Die Konstruktion der Dynamischen Kompressionsplatte (DCP)

Schraubenloch und sphärisches Gleitprinzip

Das Charakteristikum der DCP ist ein speziell gestaltetes Schraubenloch. Es basiert auf dem sphärischen Gleitprinzip. Die Geometrie des Originalschraubenloches der AO-Platte wurde so abgeändert, daß sich zwei Zylinder, ein schräger und ein horizontal liegender, in einem stumpfen Winkel treffen (Abb. 6).

Das Prinzip wird am besten verstanden, wenn man sich eine Kugel vorstellt, die einen schräggestellten Zylinder hinunterrollt und am Boden des ersten Zylinders auf einen zweiten, horizontal gestellten Zylinder trifft (Abb. 6a). Die Abb. 6b stellt den Übergangsteil der beiden Zylinder dar, welcher der Form des DCP-Schraubenloches entspricht. Abb. 6c zeigt die Ausgangsstellung der Schraube, wenn mit der DCP nach dem selbstspannenden Prinzip komprimiert wird. Das Eindrehen der Schraube disloziert die Platte, weil der sphärische Teil des Schraubenkopfes auf dem schrägen halbzylindrischen Teil des Schraubenloches gleitet. Schließlich resultiert eine Längsverschiebung des Frakturfragmentes. Abb. 6c gibt die typische Form des Schraubenloches wieder.

Form des Schraubenkopfes

Abb. 6d zeigt Längsschnitte durch ein Modell des Schraubenloches und der Kugelkopfschraube. Die Rundkopfschraube für die DCP wird auch für die konventionelle AO-Rundlochplatte verwendet (Abb. 5a). Die Schraube hat das typische AO-Gewinde sowie den großen Kopf mit Innensechskant. Da die Schraubenschulter Teil einer Kugel ist, paßt sie in allen Lagen exakt in die halbzylindrische Plattenbohrung (Abb. 6c).

Bohrbüchsen

Es existieren drei Bohrbüchsen, entsprechend den drei verschiedenen wünschenswerten Schraubenpositionen in Längsrichtung der Plattenbohrung. Die *neutrale Bohrbüchse* (Abb. 7a) ist die meist gebrauchte und kann als normale Bohrbüchse bezeichnet werden. Sie hat eine zentrale Bohrung und ermöglicht das Setzen einer Schraube in neutraler Stellung (Schnittpunkt der beiden Zylinder, die das Schraubenloch bilden). Die *Spannbohrbüchse* (Abb. 7b) bringt die Schraube in eine exzentrische Lage, 1 mm von der neutralen Position entfernt in Richtung des schrägen Zylinders (weg von der Fraktur). Mit der *Abstützbohrbüchse* (Abb. 7c) wird das Bohrloch in der entgegengesetzten Richtung angebracht, an dem Punkt, an dem die horizontale Gleitbahn in Richtung Fraktur endet.

Wirkungsweise

Die verschiedenen Schraubenpositionen (in bezug auf die Platte) und die Form der Kontaktlinien oder -flächen sind in Abb. 8 dargestellt.

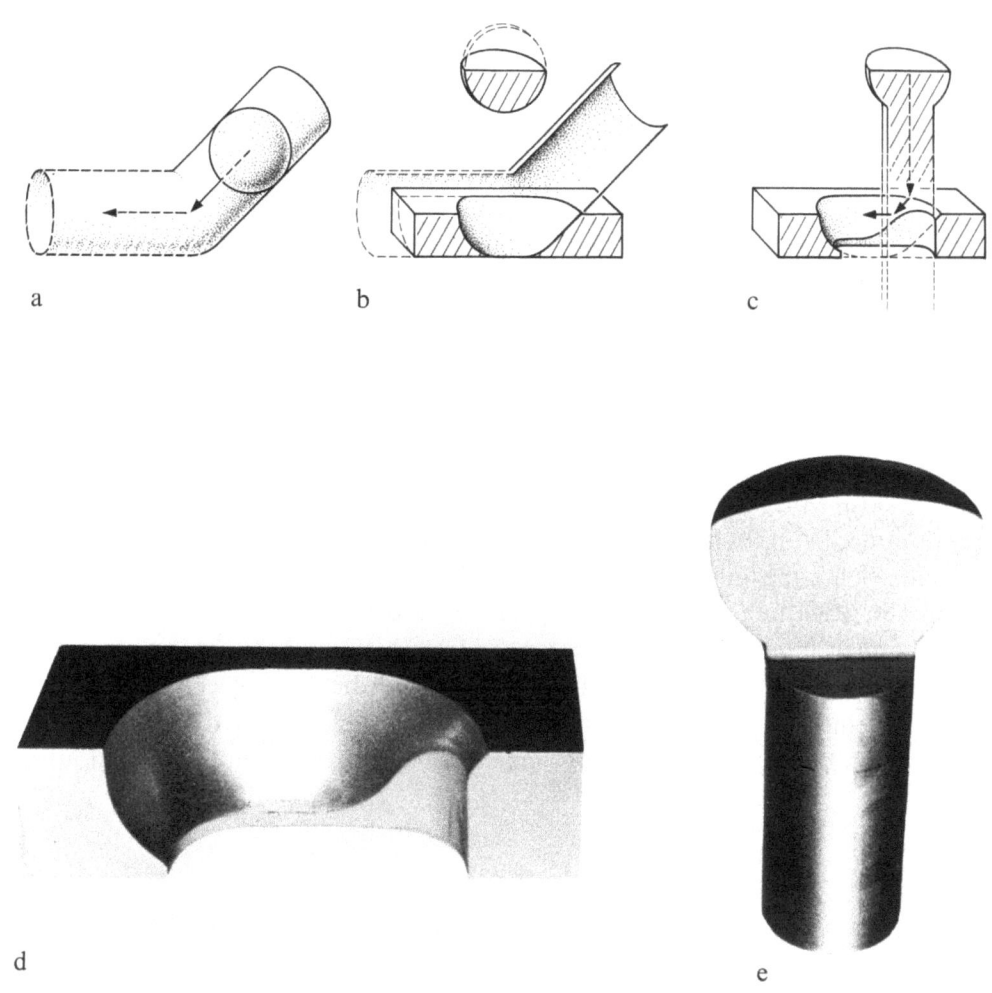

Abb. 6   Kugel-Gleitprinzip

a—c   Bei entsprechender Lage der Schraube ermöglicht das neue Schraubenloch durch Kompression der Fraktur Stabilität. Jegliche Sperrwirkung wird verhindert

a   Eine Kugel (Schraubenkopf) gleitet in einem schiefen Zylinder (Schraubenloch). Eine senkrechte Bewegung (des Schraubenkopfes) nach unten hat eine horizontale Verschiebung des Zylinders zur Folge. Seitwärtsbewegung ist nicht möglich. Die angestrebte Lage des Kopfes ist diejenige, an der sich horizontaler und schräger Zylinder schneiden. Dies gibt die beste Stabilität ohne Sperreffekt. Im horizontalen Zylinder ist das Gleiten der Kugel in Richtung Frakturlinie möglich

b   In das Schraubenloch sind die zwei Zylinder und die Kugel des Schraubenkopfes projiziert

c   Form der Plattenbohrung mit dem notwendigen Schlitz für Schraubenschaft und Gewinde

d, e   Längsschnitt durch das Schraubenloch und den Schraubenkopf einer dynamischen Kompressionsplatte

Eine Schraube, für welche die Bohrung mit der neutralen Bohrbüchse vorgenommen wird, sitzt zuerst in Position 8b und erreicht nach einer minimalen Kompressionsbewegung (0,1 mm) die sogenannte neutrale Lage wie in Abb. 8c dargestellt. Von hier aus kann die Schraube noch in Richtung Fraktur wandern (Abb. 8d), aber nicht auf die gegenüberliegende Seite. Dadurch wird das Schließen des Frakturspaltes möglich, eine Distraktion der Fragmentenden aber verhindert (Abb. 9). Während dieser ganzen Bewegung ist die laterale Führung gesichert.

Die neutrale Bohrbüchse wird für alle Anwendungsmöglichkeiten der DCP gebraucht, ausgenommen, wenn die Platte eine selbstspannende oder abstützende Funktion haben soll. Daher ist sie die am häufigsten gebrauchte Bohrbüchse. *Das normale Vorgehen ist in Abb. 10 dargestellt.*

Eine Schraube, die mit Hilfe einer Spannbohrbüchse plaziert wurde, erzeugt bei vollständigem Eindrehen eine Kompression entlang der Plattenlängsachse (Abb. 11). Die erreichte Kompression ist relativ hoch und gleichförmig. In Abb. 12 wird die Kompression an der Fraktur von zwei Schrauben, die nacheinander auf einer Seite der Frakturlinie jeweils mit der Spannbohrbüchse gesetzt wurden, erzeugt.

Wird eine Schraube mit einer Abstützbohrbüchse gesetzt, so ist ein Gleiten dieser Schraube in Richtung Fraktur unmöglich. Eine derart gesetzte Schraube verhindert ein Zusammensintern der Trümmerzone. Die Abstützbohrbüchse ist nur ganz bewußt und mit Überlegung zu benutzen. Nie sollte diese Büchse umgedreht werden, um sie über eine längere Distanz zum Selbstspannen zu gebrauchen. In einem derartigen Fall läge beim Eindrehen der Schraube eine zu hohe Spannung auf dem Schraubenhals.

Abb. 7 Bohrbüchsen

    a *Die neutrale Bohrbüchse:* Diese Bohrbüchse wird praktisch bei allen Anwendungen der DCP benutzt, ausgenommen bei Selbstspann- oder Abstützfunktion der Platte. Schrauben, die mit Hilfe dieser Bohrbüchse gesetzt werden, treffen den schrägen Gleitzylinder nahe der Schlußposition. Wie schon zuvor erwähnt, findet eine minimale Kompressionswirkung (0,1 mm) statt. (Die grüne Farbe dieser Bohrbüchse will darauf hinweisen, daß ihr Gebrauch den „Normalfall" darstellt)

    b *Spannbohrbüchse:* Eine Schraube, die mittels dieser Bohrbüchse gesetzt wird, trifft den schrägen Gleitzylinder 1 mm von der Endposition entfernt. Wenn vorher gute Adaptation vorhanden war, kann mit solch einer Spannschraube ein Druck von etwa 60 kp erzielt werden. (Die gelbe Farbe dieser Bohrbüchse soll anzeigen, daß sie mit Bedacht zu gebrauchen ist

    c *Die Abstützbohrbüchse:* Eine Schraube, deren Sitz durch diese Bohrbüchse bestimmt wird, trifft die Plattenbohrung am Ende ihrer horizontalen Gleitbahn. Dadurch kann die Schraube nicht mehr in Richtung Fraktur wandern. Die Bohrbüchse wird bei solchen Applikationen gebraucht, bei denen die Fraktur durch die Platte abgestützt werden muß. (Die rote Farbe der Bohrbüchse soll den Operateur stets daran erinnern, daß sie nur selten benutzt werden darf. Wir raten ganz entschieden davon ab, diese Bohrbüchse umzukehren und sie zum Selbstspannen über eine längere Distanz zu gebrauchen. Beim vollständigen Eindrehen einer derartig gesetzten Schraube würden zu hohe Spannungen am Schraubenhals auftreten.)

    Allgemeine Bemerkung: Die Pfeile auf den Bohrbüchsen weisen immer in Richtung auf die Fraktur hin.
    Diese Bohrbüchse wird nur auf speziellen Wunsch geliefert.

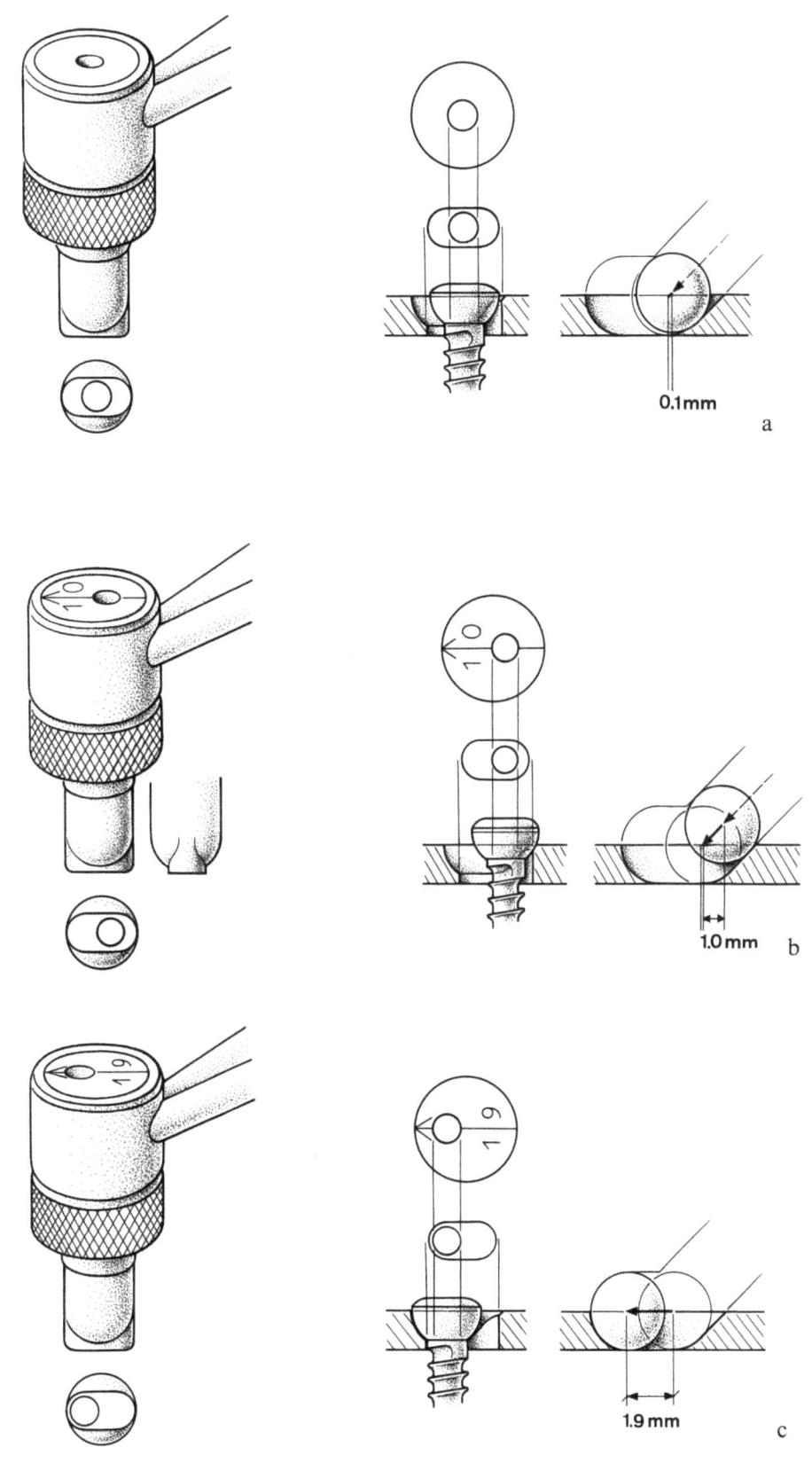

Abb. 7

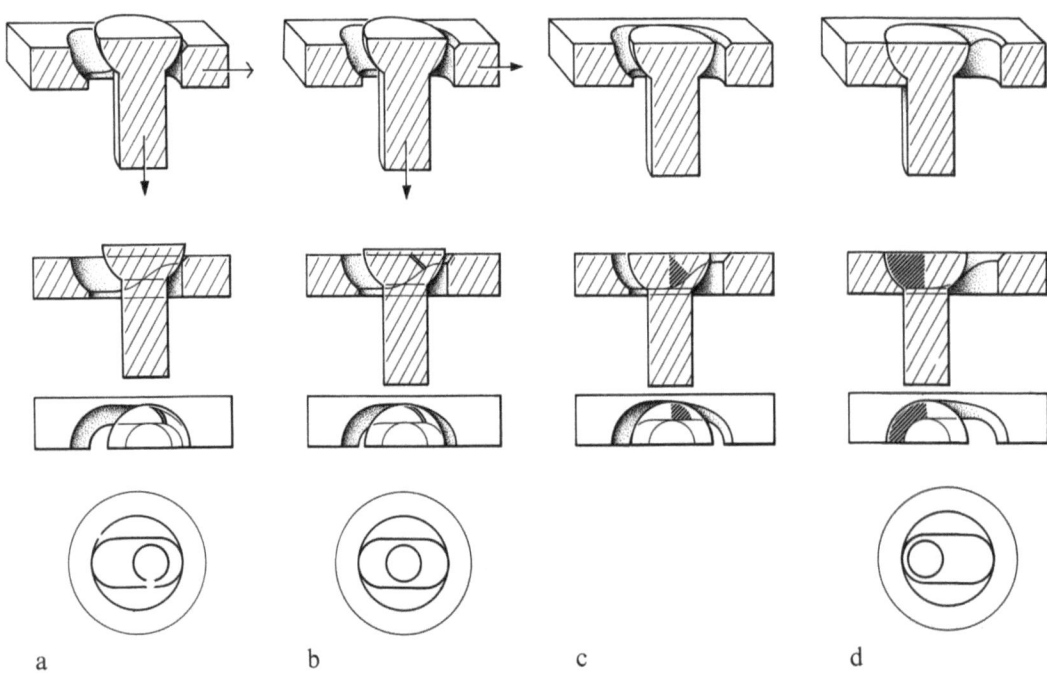

Abb. 8　Schematische Darstellung der verschiedenen Lagen von Schraube und Schraubenloch zueinander. Kontaktlinien und -flächen in den verschiedenen Schraubenstellungen von der Seite und von oben, mit einem Schnitt durch die dazugehörige Bohrbüchse

- a　Die Spannbohrbüchse bringt die Schraube 1 mm von der neutralen Lage entfernt in den schrägen Gleitzylinder. Es resultiert eine kleine, halbkreisförmige Kontaktlinie
- b　Die neutrale Bohrbüchse setzt die Schraube 0,1 mm weit entfernt von der neutralen Position. Dadurch entsteht eine größere halbkreisförmige Kontaktlinie als in Abb. 8a
- c　Endposition: Diese Lage entspricht der Endstellung der Schraube, nachdem die Osteosynthese fertiggestellt ist. Die Kontaktfläche zwischen Schraubenkopf und Plattenloch stellt einen Ausschnitt aus einer Kugeloberfläche dar
- d　Die Abstützbohrbüchse bringt die Schraube direkt an das Ende des horizontalen Gleitzylinders. Die Schraube kann sich nicht mehr in Richtung Fraktur bewegen

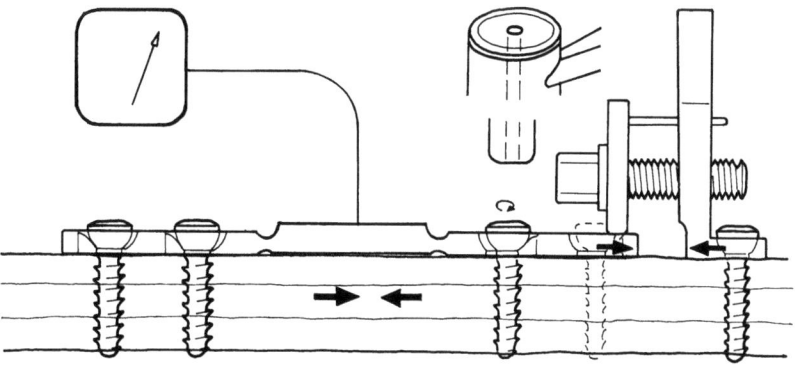

Abb. 9 Messung der Kompression: die DCP in Verbindung mit dem abnehmbaren Plattenspanner

a Unter Laborbedingungen wurden durch eine Testperson 6 aufeinanderfolgende Messungen, die von unterschiedlichen Initialspannungen ausgingen, durchgeführt. Zur Anwendung kamen eine Meß-DCP, der abnehmbare Plattenspanner sowie die neutrale Bohrbüchse. Die erreichte Kompression wurde während des Einsetzens der Schrauben sowie nach der Entfernung des Plattenspanners aufgezeichnet. Ein Druckabfall wie in dem in Abb. 2 dargestellten Versuch ist unmöglich, da eine Sperrwirkung der Schrauben im DCP-Loch, ausgenommen bei der Anwendung der Abstützbohrbüchse, nicht auftreten kann

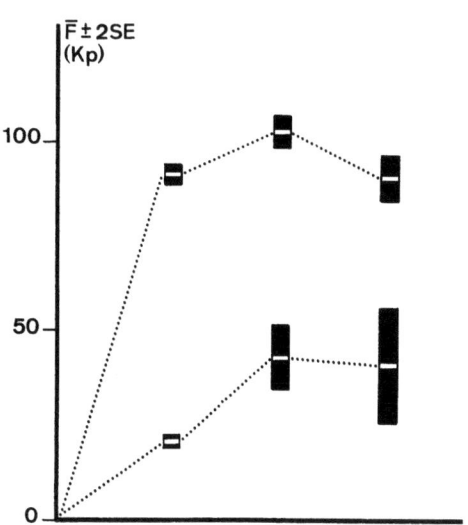

b Von den unterschiedlichen Initialspannungen wurden für diese Abbildung die Werte von 20 kp und 90 kp ausgewählt. Nach dem Gebrauch der neutralen Bohrbüchse und dem vollständigen Einbringen der Schrauben wurde eine zusätzliche Kompressionswirkung, welche vor allem im Falle der geringeren Initialspannung deutlich war, beobachtet. Nach der Entfernung des Plattenspanners und dem Versenken der restlichen Schrauben resultierte insbesondere im Falle der höheren initialen Kompressionswerte ein geringfügiger Spannungsabfall. Somit ergibt sich eine weitaus günstigere Endspannung nach Entfernung des Plattenspanners als bei dem in Abb. 2 aufgezeigten Versuch

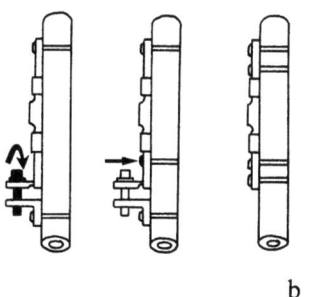

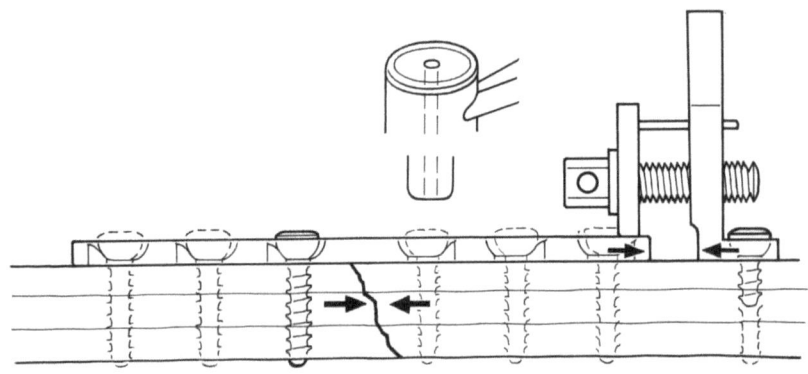

Abb. 10   „Klassische Anwendung" der DCP in Verbindung mit dem abnehmbaren Plattenspanner und der neutralen Bohrbüchse. Der Vorteil dieser Anwendung im Gegensatz zur Platte mit runden Schraubenlöchern ist die Aufrechterhaltung der Kompression und ein kongruenter Sitz auch bei schräg eingeführten Schrauben

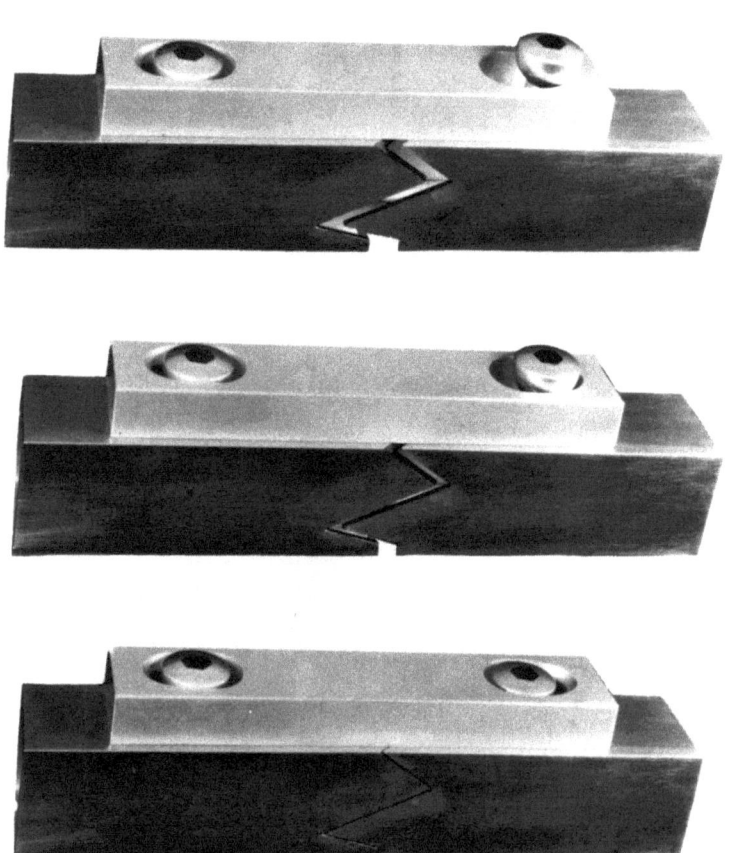

Abb. 11   Das Modell zeigt die selbstspannende Wirkung der DCP. Das Eindrehen der Schraube ergibt Adaptation und Kompression der Fraktur

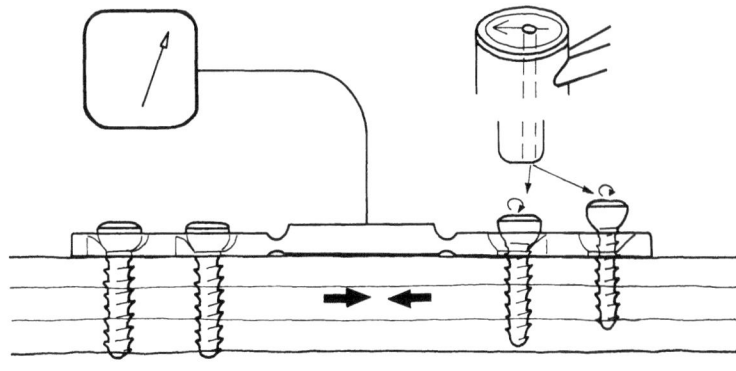

Abb. 12 Messung der Kompression. Die DCP als selbstspannende Platte

a Versuchsanordnung zur Messung der erreichbaren Kompression beim Eindrehen von 2 Schrauben, die mit Hilfe der Spannbohrbüchse plaziert werden

b Die anfängliche Kompression mit einer Schraube, die mit der Spannbohrbüchse gesetzt wurde, beträgt 60 kp. Durch die zweite Schraube, die ebenfalls mit Hilfe der Spannbohrbüchse plaziert wurde, wird die Kompressionswirkung erhöht. Durch Schluß-Adjustierung der Schrauben erhält die Konstruktion nochmals eine leichte Kompressionszunahme.
Stets sollte man beachten, daß die selbstspannende Wirkung eine erhöhte Biegebeanspruchung des Schraubenhalses zur Folge hat

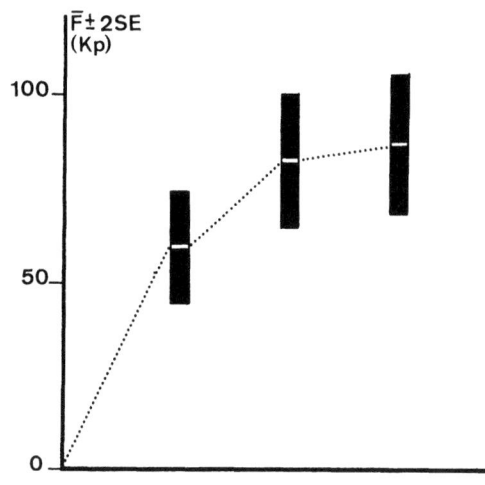

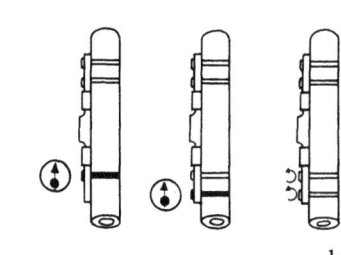

Die Anwendung der Dynamischen Kompressionsplatte

Allgemeine Bemerkungen

Die DCP kann für alle Plattenindikationen, gemäß den im AO-Manual beschriebenen Prinzipien, verwendet werden. Wenn immer möglich, sollte die DCP auf der Zugseite eines Knochens als Zuggurtungsplatte angebracht werden. Die Zugseite eines Knochens liegt normalerweise auf der Gegenseite der stärksten Muskelgruppe des betreffenden Gliedes.

Die DCP als konventionelle Osteosyntheseplatte

Wird die DCP in Verbindung mit der sogenannten neutralen Bohrbüchse verwendet, so ist eine spezielle Anwendungstechnik nicht erforderlich. Nach exakter Reposition der Fraktur werden die Fragmente mittels Zangen, Drähten oder Zugschrauben temporär fixiert. Anschließend wird die Platte durch Biegen und Verschränken der Oberfläche des Knochens angepaßt. Mit Hilfe der neutralen Bohrbüchse werden die Schraubenlöcher sowie das Gewinde gemäß der Standard-AO-Technik ausgerichtet (Abb. 13). Danach erfolgt das Einbringen und Anziehen der Schrauben.

Die DCP kann mit primär gesetzten Zugschrauben, die interfragmentäre Kompression erzeugen, kombiniert werden. In einem solchen Fall schützt die Platte vor zu starken Krafteinwirkungen, indem sie unter Neutralisierung der Frakturzone eine direkte Kraftübertragung von dem proximalen auf das distale Hauptfragment vornimmt (Neutralisationsplatte). Gerade bei derartiger Anwendung bietet die DCP die Möglichkeit, eine Schraube in der Längs- oder Querachse bis zu einem bestimmten Grenzwert schräg zu plazieren, ohne daß die Kontaktflächen zwischen dem Schraubenhals und dem Plattenloch wesentlich vermindert werden.

Die DCP als konventionelle Platte mit abnehmbarem Spanner

Alle Frakturtypen, welche allein durch Längskompression Stabilität erfahren, sollten mit der DCP in Verbindung mit dem Spanner versorgt werden. Im speziellen wird diese Anwendung der DCP für die Verplattung kurzer Femur- und Tibiafrakturen sowie von Pseudarthrosen empfohlen, mit Ausnahme derer im mittleren Schaftdrittel, wo die Marknagelung meist vorgezogen werden sollte.

Die Fraktur wird reponiert, die Platte dem Knochen angepaßt. Nunmehr wird eine Schraube 10—12 mm vom Frakturspalt entfernt an einem Fragment gesetzt (die Schraube kann mit der neutralen Bohrbüchse plaziert werden, wobei die Platte gegen den Knochen gehalten wird). Der Plattenspanner wird anschließend gemäß der konventionellen AO-Technik angebracht. Durch leichte Anfangsspannung werden Platte und Spanner ausgerichtet. Nach dem Ausrichten werden die Spannerschraube und die Schraube an der Platte fest angezogen. Die Fraktur wird mittels des Spanners komprimiert. Mit der neutralen Bohrbüchse werden die Schraubenlöcher gesetzt. Nach Einbrin-

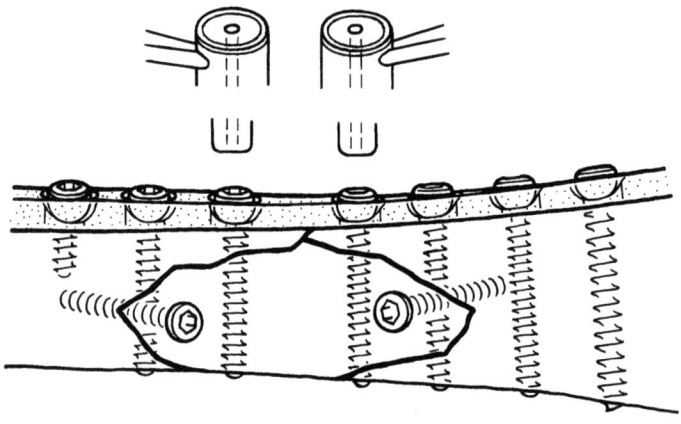

Abb. 13 Anwendung der DCP als konventionelle Osteosyntheseplatte. Die neutrale Bohrbüchse wird gebraucht. In dieser Anwendung bietet die DCP — im Vergleich zu anderen Plattenkonstruktionen — den Vorteil einer kleinen und gleichmäßigen Vorspannung aller Schrauben und weiterhin die Möglichkeit, Schrauben schräg einzuführen (s. auch Abb. 14)

gen der Schrauben auf beiden Seiten der Fraktur wird der Plattenspanner abgenommen und die letzte Schraube eingesetzt.

Der Vorteil der DCP bei dieser Anwendungsart liegt darin, daß die Schrauben nicht sperren können. Damit sind ungewollte Änderungen der Kompression ausgeschlossen (Abb. 8). Auslenkung unter Endschraubenkompression wird verhindert durch die Möglichkeit des Einsetzens einer Gleitschraube nahe der Fraktur auf der Seite des Spanners (Abb. 15).

Die DCP als selbstspannende Platte

Unter gewissen Umständen, z.B. bei Vorderarmfrakturen, kann eine großzügige Freilegung des Knochens schwierig sein und die größtmögliche Plattenlänge im Verhältnis zur verfügbaren Schnittlänge ist wünschenswert. Um derartigen Situationen begegnen zu können, wurde die DCP mit selbstspannenden Löchern versehen. Der Kompressionsmechanismus der DCP basiert auf dem zuvor beschriebenen Kugelgleitprinzip.

Die Fraktur wird reponiert und die Platte der Knochenoberfläche angepaßt (Abb. 16). Danach wird die Platte mit einer ersten frakturnahen Schraube an einem der Hauptfragmente fixiert. Die zweite Schraube wird im Gegenfragment plaziert, dort aber unter Zuhilfenahme der Spannbohrbüchse. Das Einschrauben der zweiten Schraube bewirkt die Kompression der Fraktur, indem die Fragmente gegeneinander getrieben werden. Die weiteren Schrauben werden mit der neutralen Bohrbüchse eingesetzt. In dieser Anwendung bietet die DCP den Vorteil, daß der ganze freigelegte Platz für die Fixation verwendet werden kann. Die Möglichkeit, Kompression von jedem Schraubenloch her ausüben zu können, verhindert zudem Auslenkung und gibt vielseitigere Verwendbarkeit. So ist es z.B. möglich, eine Trümmerfraktur durch mehrere Gleitschrauben auszurichten und am Schluß erst zu komprimieren oder sequentiell zu komprimieren.

Die DCP als Abstützplatte

Wird eine Schraube auf der frakturnahen Seite des Schraubenloches eingesetzt, so wirkt die Platte als Abstützung (z.B. bei Frakturen im Metaphysenbereich). Die Fragmente der Fraktur werden reponiert und alle Schrauben in Verriegelungsposition mit Hilfe der Abstützbohrbüchse (Abb. 17) eingebracht.

In dieser Anwendung erlaubt die DCP die gleiche Abstützfunktion wie die konventionelle Platte, bietet aber einige zusätzliche Möglichkeiten beim Einsetzen der Schrauben (Abb. 14).

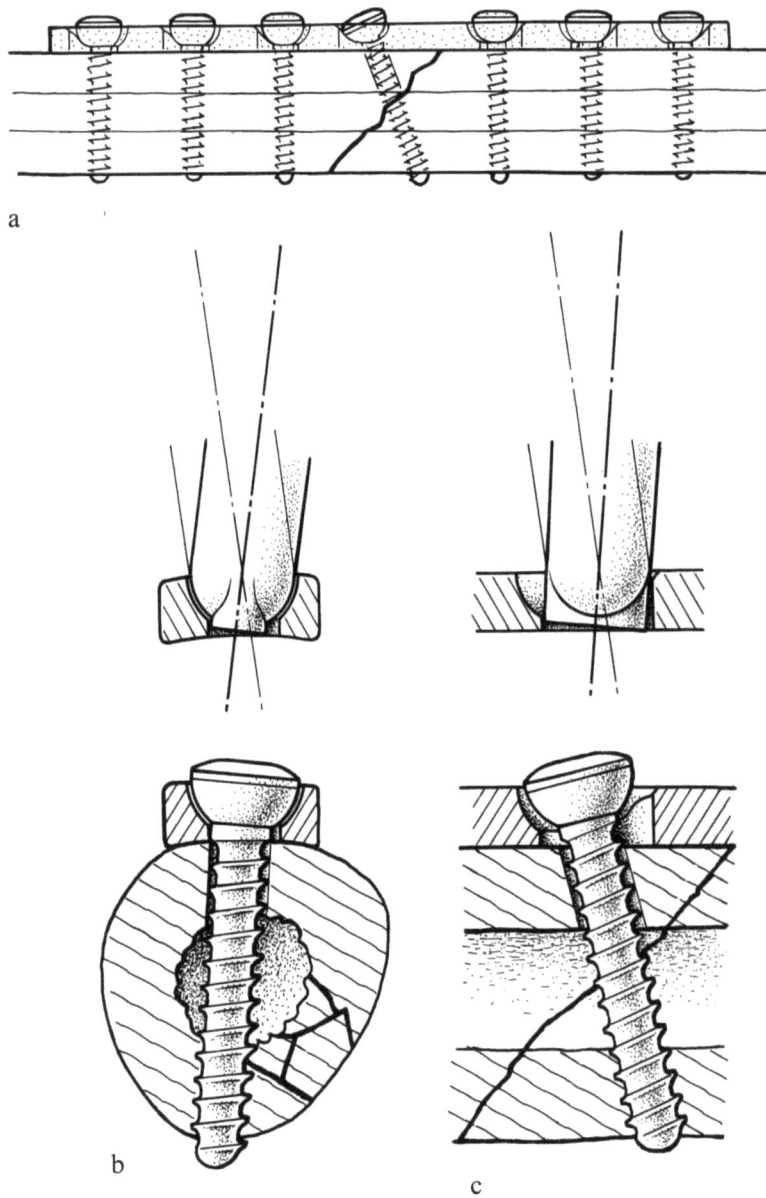

Abb. 14 Vorteile der kugelförmigen Geometrie

a Die auf dem Kugelgleitprinzip basierende Konstruktion des Schraubenloches ermöglicht es, die Schraube schräg zu plazieren. Durch das Kugelgleitprinzip paßt der kugelförmige Schraubenkopf exakt in das zylindrische Schraubenloch. Eine Schraube wird hier durch die Platte als Zugschraube verwendet, was eine interfragmentäre Kompression (senkrecht zur Frakturlinie) bewirkt

b Querschnitt durch eine Bohrbüchse. Der Schraubenkopf liegt sogar auch dann zentriert, wenn die Schraube schräg plaziert wurde, um mit der Schraubenspitze ein Trümmerfrakturgebiet zu meiden. (Um unerwünschte Seitenkräfte zwischen Platte und Schraube zu verhindern, ist es notwendig, die Schraubenansenkung und nicht den Schraubenhals zu zentrieren)

c Längsschnitt durch eine Bohrbüchse und Schraube in der Platte. Eine ähnliche Anwendung wie in Abb. 14a wird hier in einem Aufriß gezeigt

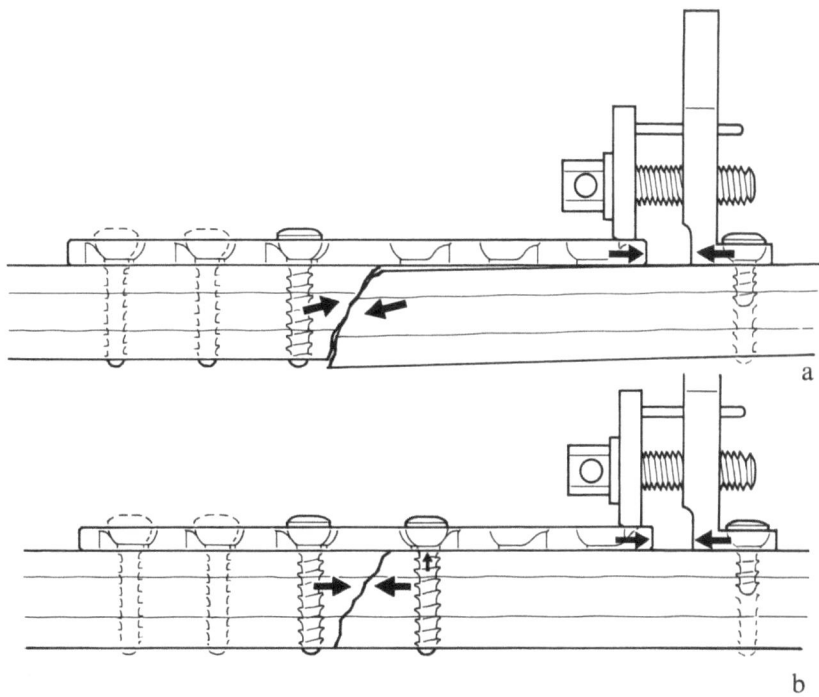

Abb. 15 Verhütung des Abgleitens

    a   Bei Schrägfrakturen sollte der Plattenspanner wie in Abb. 1b (beachte den Frakturverlauf) angebracht werden, um während des Anziehens eine Dislocatio ad latus zu verhindern. In gewissen Fällen kann der Plattenspanner jedoch nur von einer Seite der Platte her angebracht werden, was beim Komprimieren zum Abgleiten der Fraktur führt

    b   Das Einsetzen einer frakturnahen Schraube, die zuerst nur lose eingebracht wird, verhindert das Abgleiten, erlaubt jedoch das Annähern der Frakturenden und deren Kompression

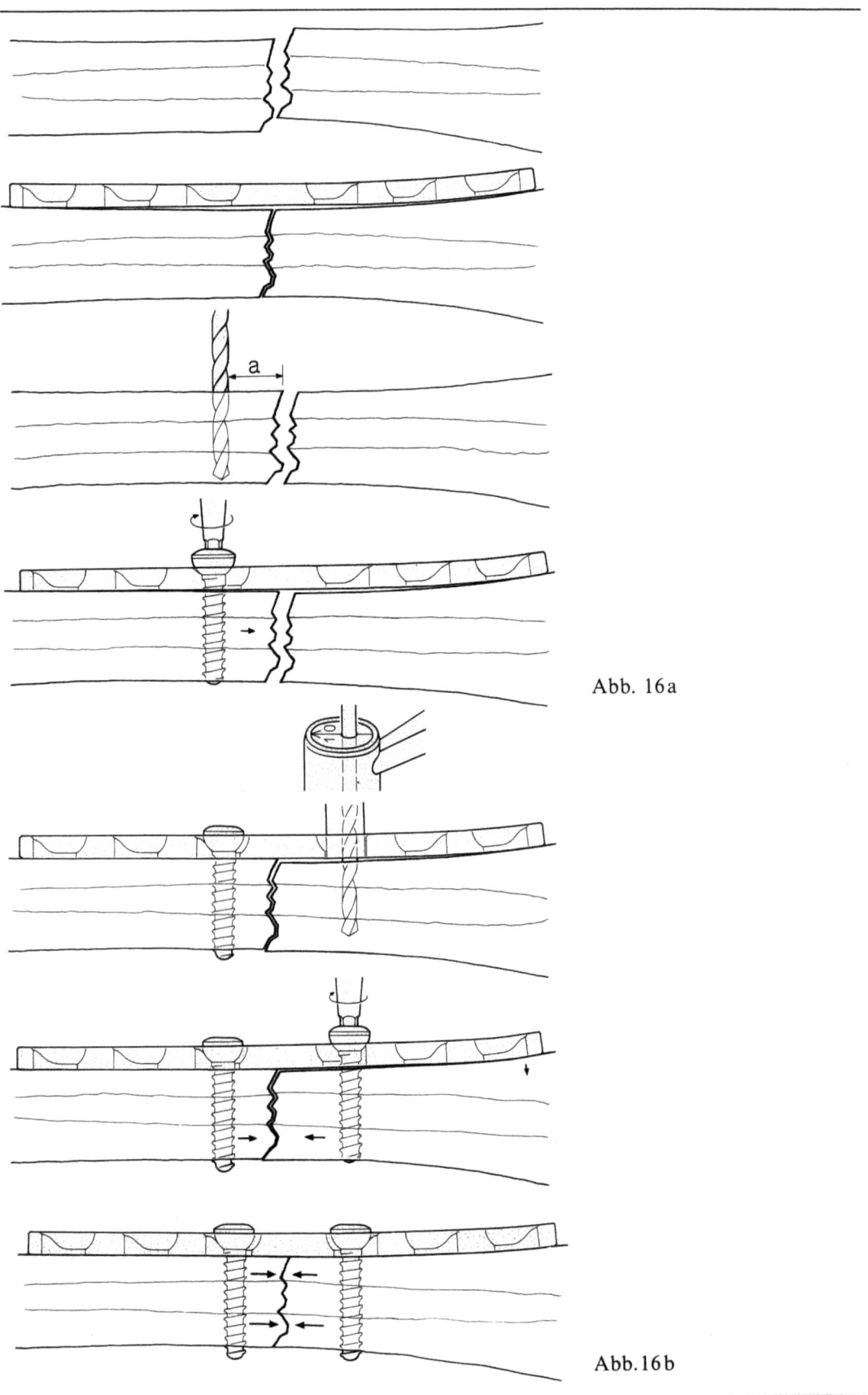

Abb. 16a

Abb. 16b

26

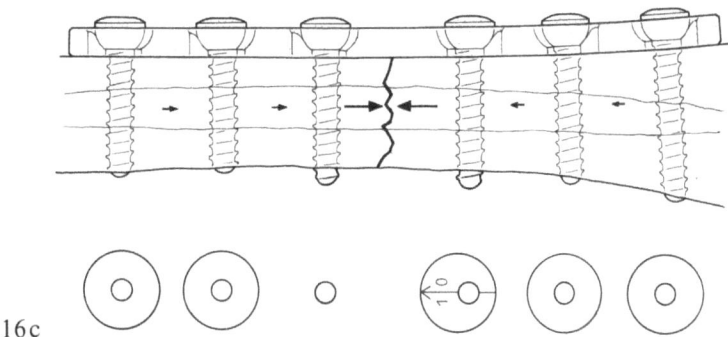

Abb. 16c

Abb. 16 a–c Anwendung der DCP als selbstspannende Platte. Die Fraktur wird reponiert und die Platte durch sorgfältiges Biegen und Verschränken der Knochenoberfläche angepaßt. Wie gezeigt, ist die Platte über der Fraktur leicht konkav gebogen. An einem Hauptfragment wird die Platte mit einer ersten frakturnahen Schraube in der Endposition fixiert. Das erste Schraubenloch soll etwa 1—1$^1/_2$ cm von der Fraktur entfernt gebohrt werden. Die Platte wird nun temporär mit einer Zange oder Cerclage fixiert. Danach erfolgt das Einbringen der zweiten Schraube in dem Gegenfragment unter Zuhilfenahme der Spannbohrbüchse. Beim Eindrehen dieser Schraube wird die Fraktur komprimiert, indem die Fragmente gegeneinander getrieben werden. Unter Anwendung der neutralen Bohrbüchse werden nun alle weiteren Schrauben plaziert

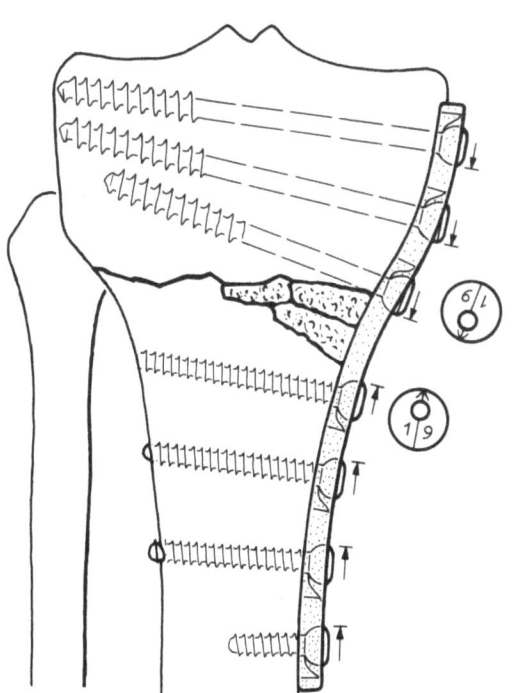

Abb. 17 Die DCP als Abstützplatte

Soll die DCP Abstützfunktion haben und ein weiteres Zusammenbrechen des Trümmerfrakturgebietes verhindern, so werden die Bohrlöcher mit Hilfe der Abstützbohrbüchse eingesetzt (Verriegelungsposition)

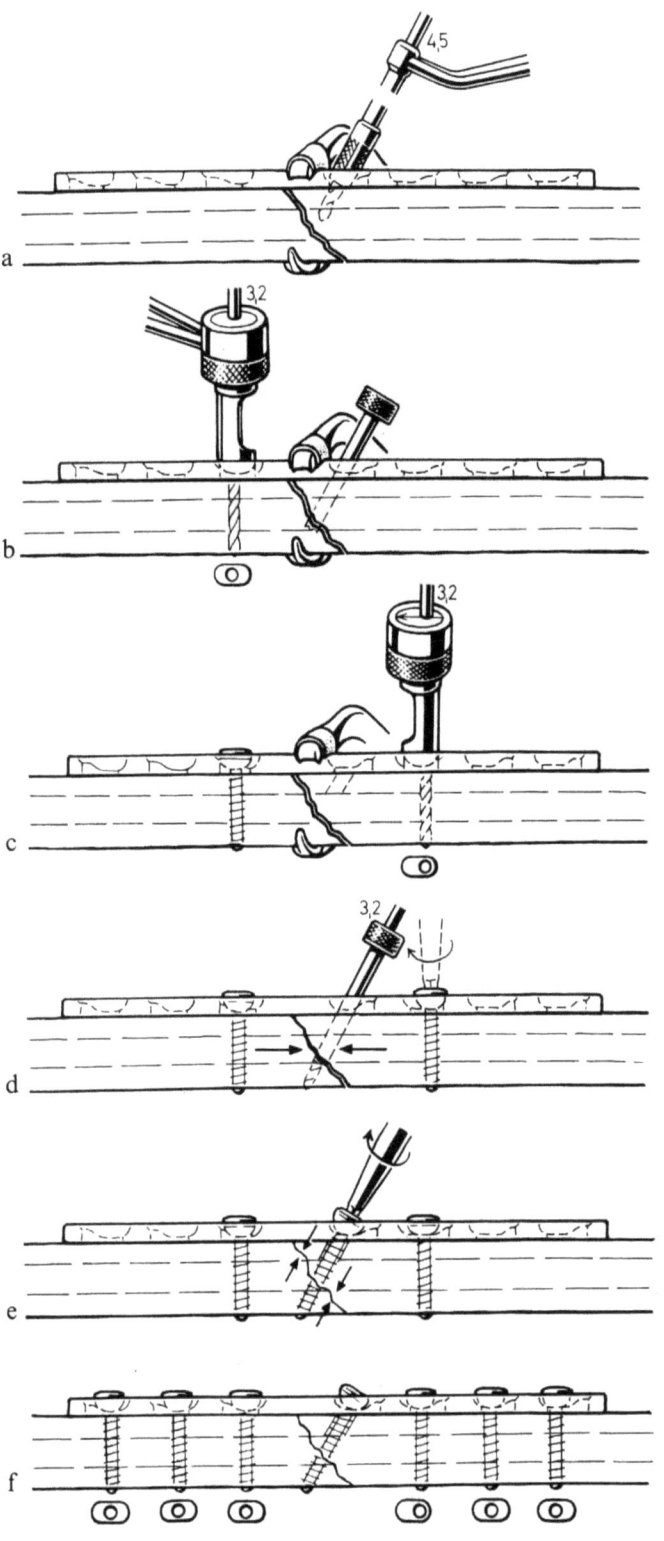

Abb. 18 Die Kombination von axia-
a–f ler und interfragmentärer Kompression mit Hilfe der DCP:
Beim Vorliegen einer kurzen Schrägfraktur kann die Festigkeit einer DC-Plattenosteosynthese durch das Einbringen einer Zugschraube durch die Platte erheblich erhöht werden.

a Zur genauen Plazierung der Zugschraube in bezug auf die Frakturebene wird nach der Reposition und nach Bestimmung der Plattenlage zunächst nur das Gleitloch (4,5 mm Bohrer) gebohrt.

b Durch Einbringen der 3,2 mm-Steckbohrbüchse ins Gleitloch wird ein unerwünschtes Verschieben der Platte verhindert. Danach werden zu beiden Seiten der Fraktur zuerst mit der neutralen, dann nach Entfernen der Steckbohrbüchse, mit der 1,0 exzentrischen Bohrbüchse.

c die ersten 2 Löcher gebohrt und die Schrauben eingebracht.

d Durch die axiale Kompression hat sich der plattenferne Frakturspalt ganz leicht geöffnet. Deshalb wird jetzt das Gewindeloch für die schräge Zugschraube gebohrt und durch das Anziehen.

e dieser Schraube wird auch der plattenferne Frakturspalt interfragmentär komprimiert.

f Die restlichen Schrauben werden einheitlich mit der neutralen Bohrbüchse plaziert.

Drei prinzipielle Möglichkeiten, eine interfragmentäre Zugschraube zu plazieren

Jede Schraube, die eine Frakturebene durchquert, muß als Zugschraube eingebracht werden, und zwar unabhängig ob sie durch die Platte geht oder als selbständige Zugschraube wirkt. Der Chirurg muß sich dabei bewußt sein, daß eine Plattenfixation alleine selten eine optimale 3dimensionale Stabilität gewährleistet, weshalb wir in der Regel zusätzliche Zugschrauben empfehlen. Wie diese Zugschrauben geplant werden können, zeigen die folgenden Abbildungen.

Abb. 19 Vorgängiges Bohren des Gleitloches

   a Zielen mit der Gewebeschutzhülse ⌀ 4,5 mm in Richtung Mitte Markraum und Mitte des gegenüberliegenden Knochendefektes. Bohren der ersten Kortikalis mit dem Spiralbohrer ⌀ 4,5 mm, oder:

   b Einsetzen der Gewebeschutzhülse ⌀ 4,5 mm in der Markhöhle und Durchbohren der ersten Kortikalis von innen nach außen mit dem Spiralbohrer ⌀ 4,5 mm.

   c Nach Reposition und temporärer Fixation der Knochenfragmente mit der Repositionszange wird die 58 mm lange Steckbohrbüchse in das vorbereitete Gleitloch eingesetzt und die Gegenkortikalis mit dem Spiralbohrer ⌀ 3,2 mm durchbohrt.

Abb. 20 Vorgängiges Bohren des Gewindeloches

   a Mit dem Spiralbohrer ⌀ 3,2 mm wird in der Mitte der zu fassenden Knochenspitze das Gewindeloch gebohrt.

   b Einhaken des Zielgerätes mit Spitze in das Gewindeloch und Reposition der Fraktur.

   c Nach temporärer Fixation der Knochenfragmente mit einer Repositionszange wird das Gleitloch mit dem Spiralbohrer ⌀ 4,5 mm durch die im Zielgerät mit Spitze eingeschobene Gewebeschutzhülse ⌀ 4,5 mm gebohrt.

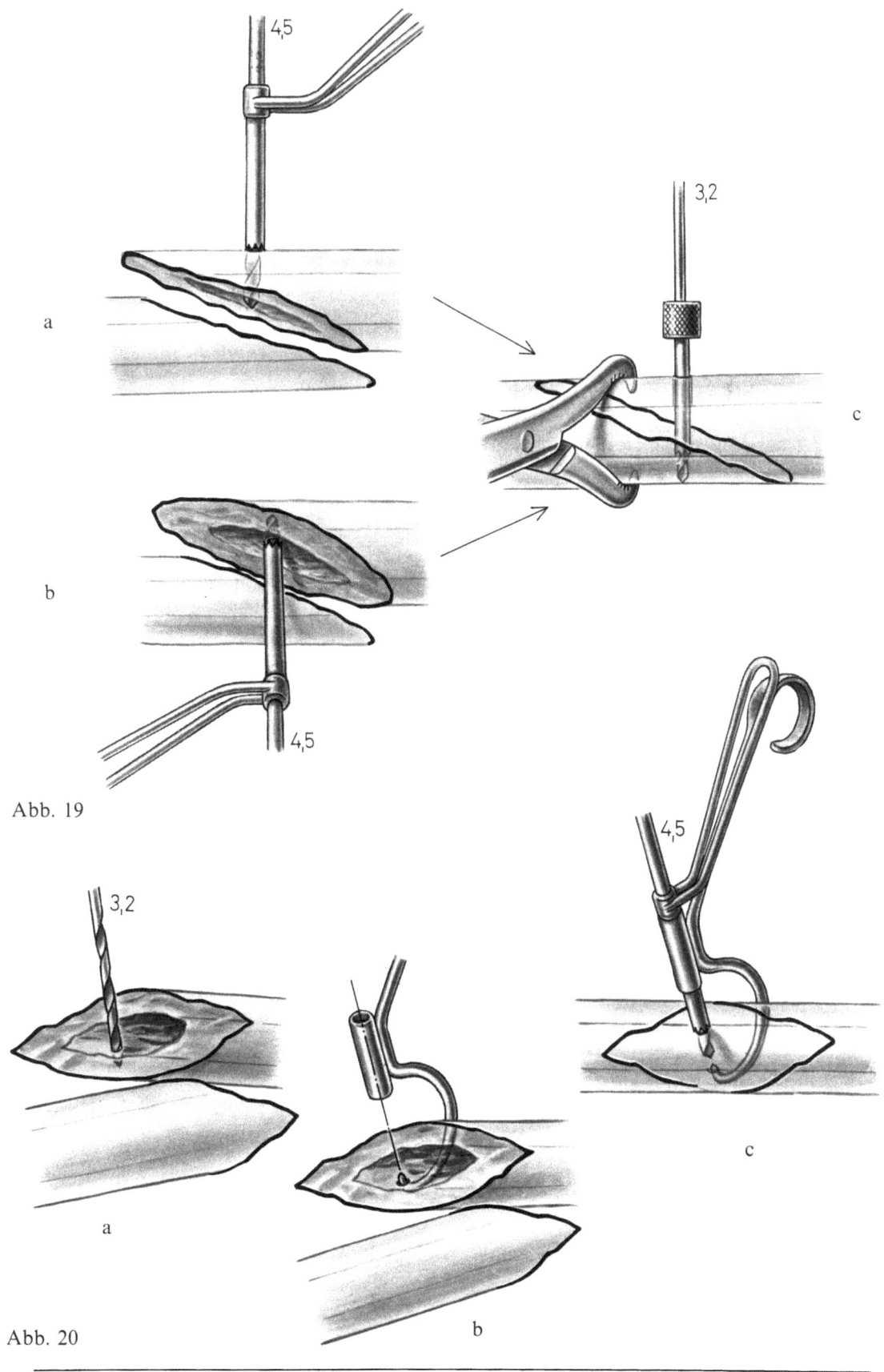

Abb. 19

Abb. 20

Beispiele für den praktischen Gebrauch der Dynamischen Kompressionsplatte (DCP)

Kurze Frakturen mit direktem Kontakt der Hauptfragmente

1. Gebrauch der DCP mit einem Spanner

Ist genug Platz vorhanden und ein Auskippen oder Abgleiten der Fragmente nicht zu befürchten, wird die Anwendung der DCP mit abnehmbarem Plattenspanner empfohlen. Ein praktisches Beispiel ist in der Abbildung 21 dargestellt. Das erste Loch wird frakturnahe gebohrt. Die Platte wird dem Knochen angepaßt und an einem Fragment mit einer Schraube fixiert. Dann wird der Plattenspanner am anderen Fragment befestigt. Nach genauer Ausrichtung der Fraktur wird der Plattenspanner fest angezogen und die restlichen Schrauben mit der neutralen Bohrbüchse eingebracht.

Die Anwendung der DCP in Kombination mit dem Plattenspanner wird bei der Verplattung von Frakturen am Femur oder an der Tibia empfohlen.

2. Gebrauch der DCP als selbstspannende Platte

Diese Anwendung wird bei beschränkten Platzverhältnissen empfohlen (Abb. 16). Nach provisorischer Adaptation der Fragmente wird die Lage der Platte bestimmt und das erste Loch etwa 1 cm von der Frakturlinie entfernt gebohrt. Man schneidet das Gewinde und fixiert die erste Schraube in Endstellung mit der Platte. Das zweite Loch wird mit Hilfe der Spannbohrbüchse in das Gegenfragment gebohrt, wieder in Nähe der Frakturlinie. Beim Anziehen beider Schrauben wird die Fraktur unter Kompression fixiert. Eine leichte Korrektur der Reposition ist während des Anziehens immer noch möglich.

Da die Kompressionswirkung in der Nähe der Fraktur ausgelöst wird, vermeidet man ein Knicken der Fragmente unter der Kompression. Bevor man die anderen Schrauben mit der neutralen Bohrbüchse einsetzt, sollte eine Röntgenaufnahme angefertigt werden. So deckt man eine falsche oder unbefriedigende Reposition der Fragmente auf.

Nur in Ausnahmefällen ist eine zusätzliche Kompression durch die Verwendung weiterer Schrauben, die mit der Spannbohrbüchse gesetzt werden, wünschenswert. In normalen Fällen wird nur *eine* Schraube mit der Spannbohrbüchse eingebracht. Wenn zusätzliche Schrauben mit der Spannbohrbüchse plaziert werden, sollten die zuerst eingesetzten Schrauben während des Spannens leicht gelockert werden.

Torsions- oder Biegefrakturen mit Drehkeil

Als erster Schritt wird die Fixation mittels Zugschrauben empfohlen, gefolgt von der Anwendung einer Neutralisationsplatte (bei einem postero-lateralen Drehkeil kann eine provisorische Fixation mit einem Cerclage-Draht praktischer sein). Die Hauptfixation bei einer solchen Fraktur wird durch die Zugschrauben in und außerhalb der Platte

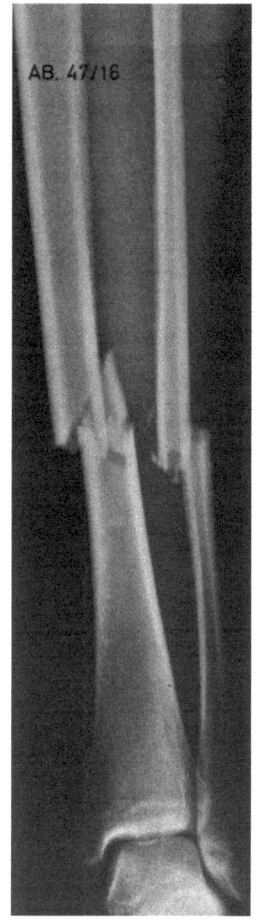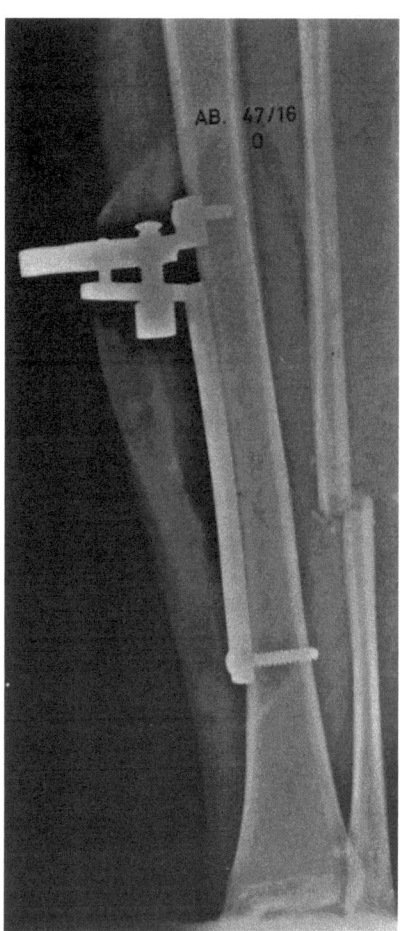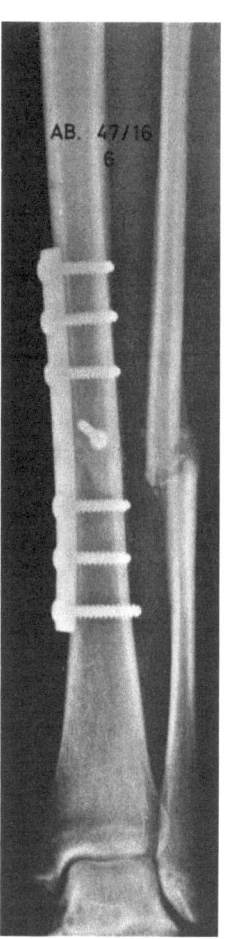

Abb. 21 Die DCP in Kombination mit einem abnehmbaren Plattenspanner

Es ergibt sich die gleiche Anwendungstechnik wie bei der normalen AO-Rundlochplatte. Die neutrale Bohrbüchse findet durchwegs Verwendung. Der Vorteil der DCP besteht in gleichmäßiger und gleichbleibender Kompression und in der Möglichkeit, die Schrauben schräg einzusetzen, wobei die sphärische Kontaktfläche zwischen Schraubenkopf und Plattenloch erhalten bleibt

erreicht. Die Platte wirkt nur als zusätzlicher Schutz, als sogenannte Neutralisationsplatte. An einer solchen Neutralisationsplatte werden alle Schrauben in der neutralen Position mit der neutralen Bohrbüchse eingesetzt. Da die neutrale Stellung der Schraube noch einen ganz geringen Spannweg beinhaltet (ungefähr 0,1 mm), kommt bei genauem Anlegen der Platte die gesamte verplattete Diaphyse unter eine axiale Kompression. Alle Schrauben, die einen Frakturspalt durchqueren, werden als Zugschrauben angelegt (Abb. 22).

Mehrfragmentbrüche

In diesen Fällen ist es empfehlenswert, die Trümmerzone mit Hilfe von Faßzangen, temporären Cerclagen oder Zugschrauben kurzfristig zu fixieren und danach die Platte locker am Knochen anzuschrauben (Abb. 23). Die Tatsache, daß jedes Loch in der Platte als Spannloch verwendet werden kann, erlaubt es, nach Beendigung der Reposition die gesamte rekonstruierte Diaphyse unter axialen Druck zu bringen.
Auch in dieser Situation werden alle Plattenschrauben, die einen Frakturspalt durchqueren, als Zugschrauben eingebracht.

Frakturen in zwei oder mehr Etagen

Um eine ausgedehnte Frakturzone zu überbrücken, kann eine lange Platte verwendet werden. Jeder Abschnitt der Fraktur, der für eine axiale Kompression zugänglich ist, kann sukzessive mit einzelnen Schrauben unter Kompression gebracht werden, wobei starke Trümmerzonen gemieden werden müssen. Die DCP ist speziell geeignet, Frakturen der Diaphyse „à deux étages" (Abb. 24 und 25) individuell zu versorgen.

Vorderarmbrüche

Frakturen an einem oder beiden Vorderarmknochen stellen eine gute Indikation für die Verplattung im allgemeinen und speziell für die DCP dar. Die Art der Anwendung ist früher beschrieben worden. Zwei Beispiele werden in Abb. 26 und 27 gezeigt.
Bei der Behandlung von Unterarmfrakturen wird die einfachere Fraktur zuerst angegangen und provisorisch mit Hilfe zweier Platten-Schrauben fixiert. Dann wendet man sich der anderen Fraktur zu. Ist die Reposition der zweiten Fraktur durch die Fixation der ersten erschwert, so kann diese ein wenig gelockert werden. Die vollständige Fixation der einzelnen Frakturen durch Eindrehen aller Schrauben wird erst ausgeführt, nachdem beide Frakturen reponiert und präliminär fixiert sind.

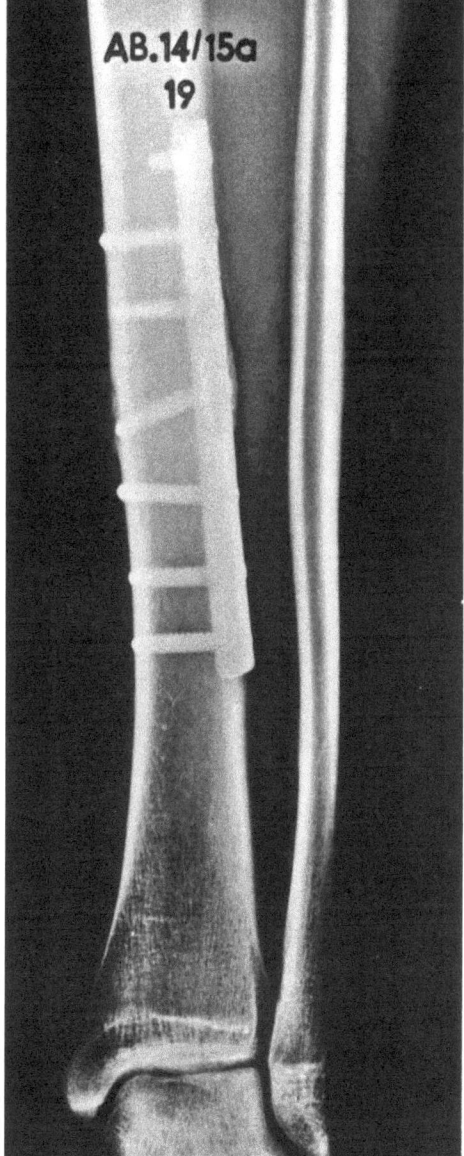 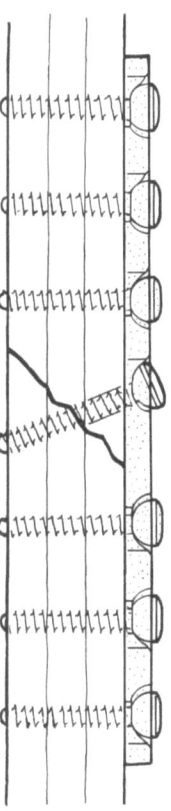

Abb. 22   Bei einer kurzen Schrägfraktur im Tibia-Schaftbereich findet unter anderem eine Zugschraube, die durch die DCP geht, Anwendung

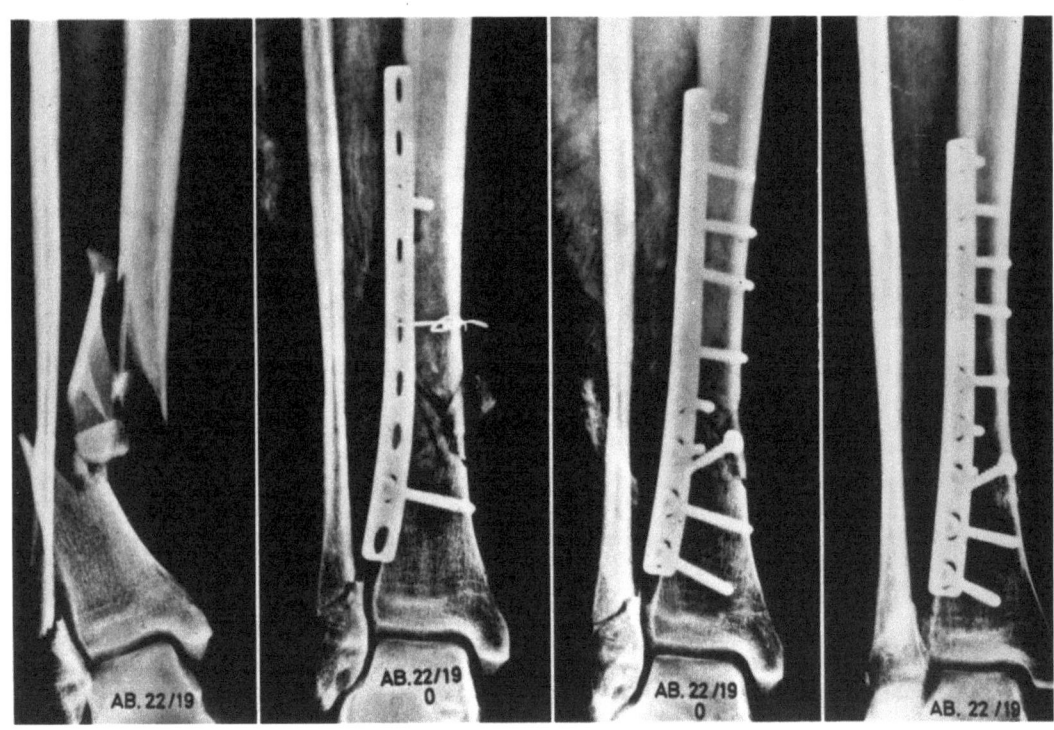

Abb. 23 Trümmerfraktur des unteren Tibia-Drittels

Provisorische Fixation mit einem Cerclage-Draht, Anlegen der DCP nach exakter Anpassung der Platte an die Knochenoberfläche. In diesem speziellen Fall wurde die Platte wegen der erheblichen Traumatisierung der Haut über die medialen Oberfläche lateral anstatt medial angebracht

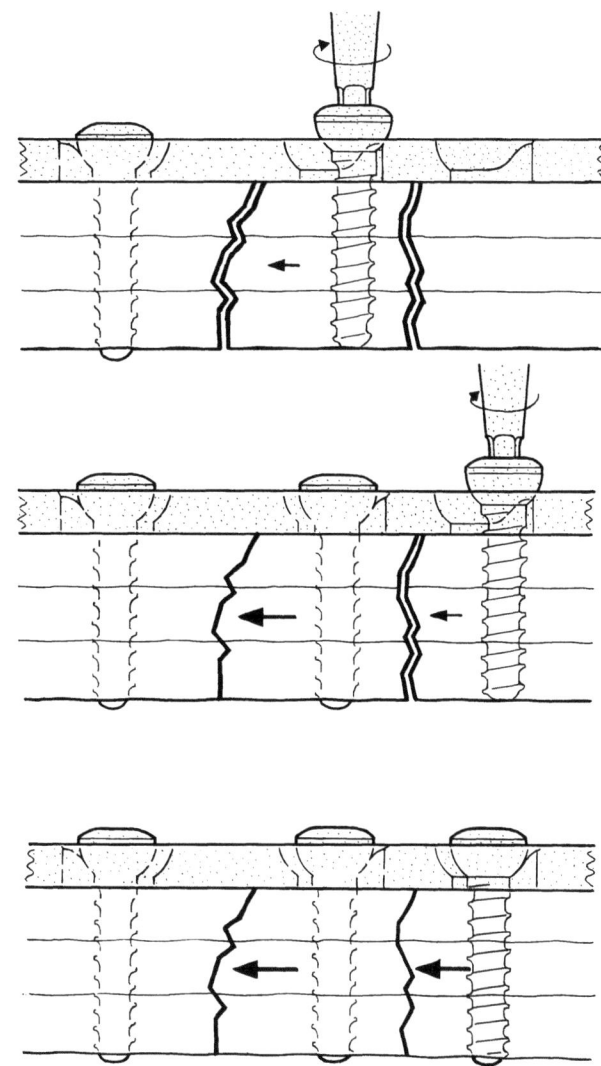

Abb. 24   Frakturen in zwei Etagen

Die DCP wird hier als selbstspannende Platte gebraucht, wobei — wie gezeigt — die zwei Frakturen nacheinander komprimiert werden

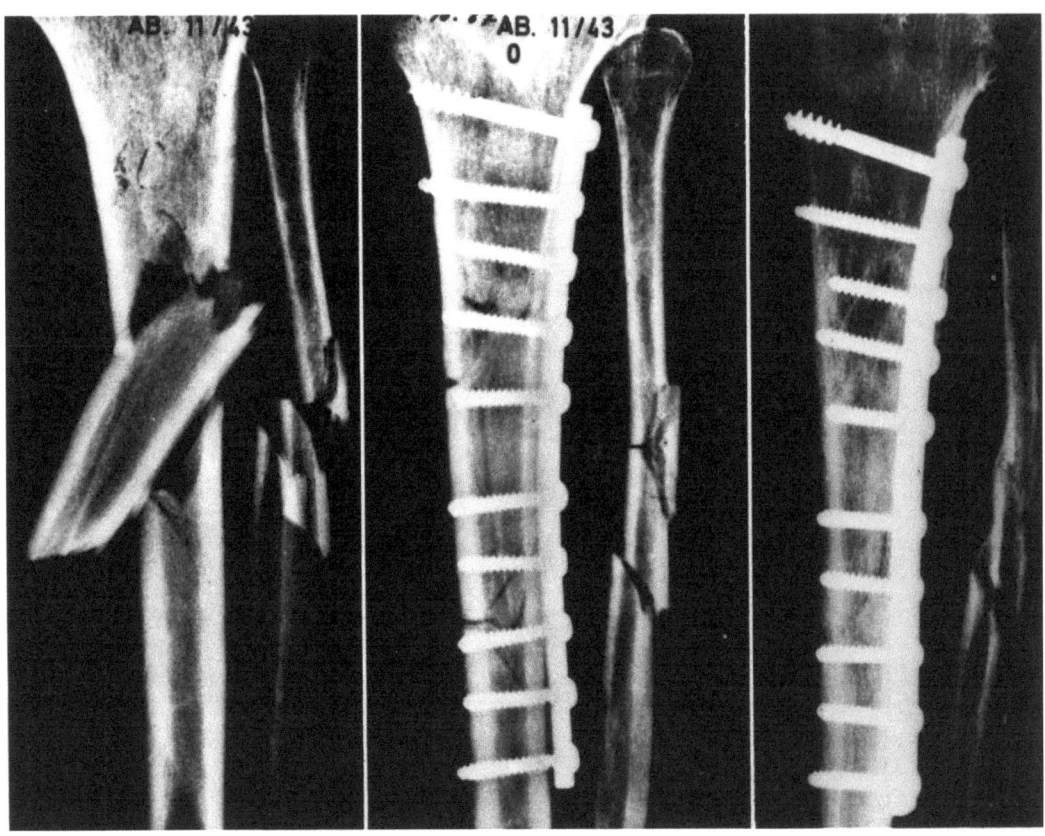

Abb. 25 Die klinische Anwendung der DCP bei einer proximalen Zwei-Etagen-Fraktur der Tibia. Im oberen Schlußloch der DCP befindet sich eine Spongiosaschraube

Abb. 26 Behandlung einer Unterarmfraktur

Die erste Fraktur wird provisorisch fixiert, dann wird die zweite Fraktur reponiert und gesichert. Durch temporäre Fixation der ersten Fraktur mit nur zwei Schrauben ist es möglich, diese während der Reposition der zweiten Fraktur, wenn nötig, zu lockern.

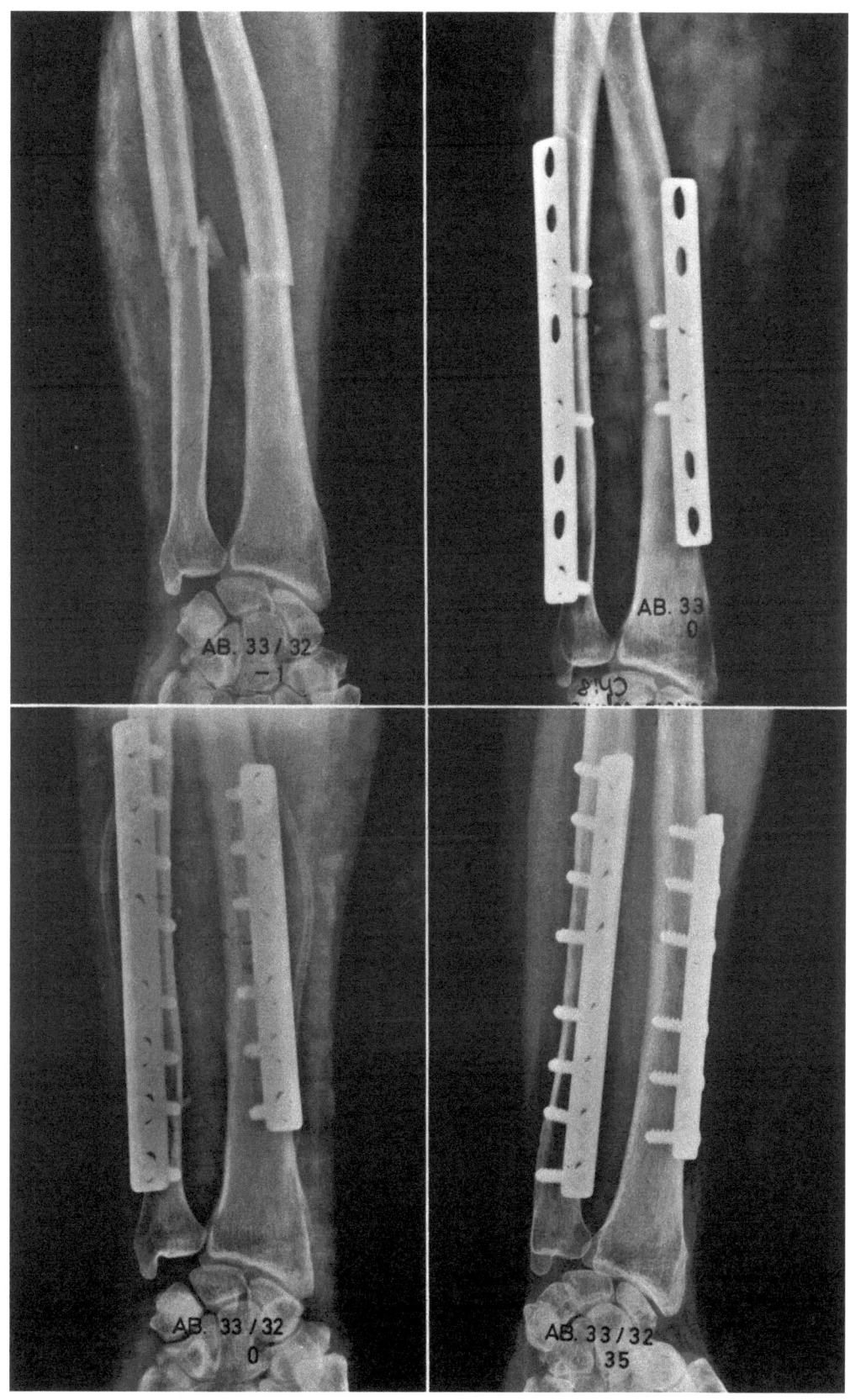

Abb. 26 Legende siehe gegenüberliegende Seite

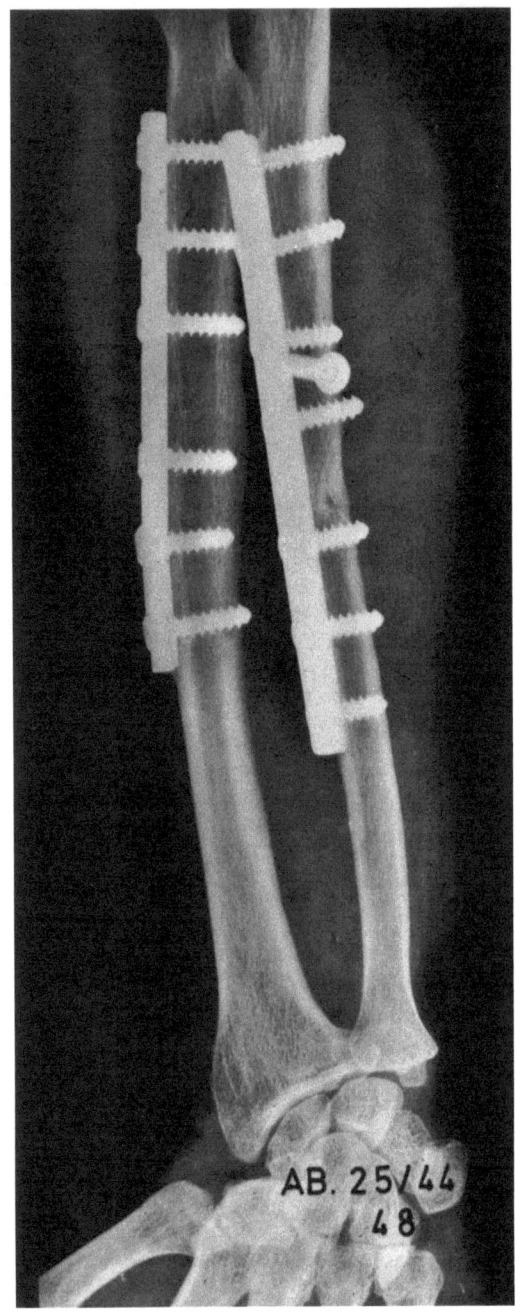

Abb. 27 Frakturen der beiden Vorderarmknochen. Die Versorgung erfolgte mit DCP-Platten und einer plattenunabhängigen Zugschraube

Beachte: Vorderarmfrakturen sollten nie mit 4-Lochplatten versorgt werden

Beckenfrakturen im Bereich des Acetabulums

Die Vorzüge der DCP werden insbesondere bei Frakturen im Bereiche des schwer zugänglichen Acetabulums deutlich:
— Selbstkompression,
— Möglichkeit des schrägen Schraubensitzes, sowie
— Abstützfunktion (Abb. 28 und Abb. 29)

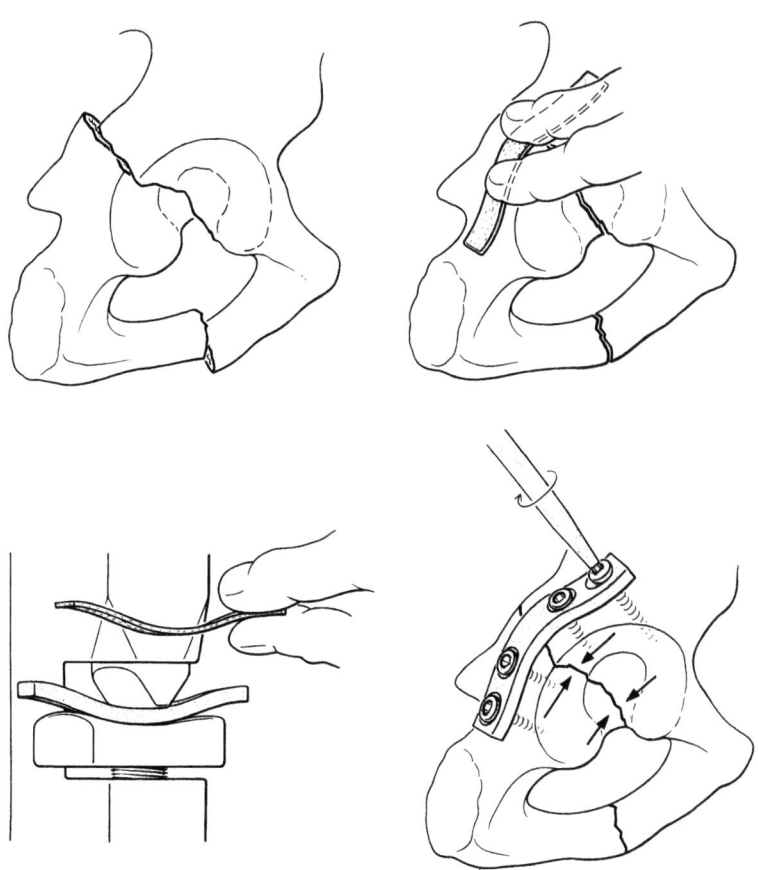

Abb. 28   Schematische Darstellung der Behandlung einer Acetabulum-Fraktur mit Hilfe der DCP. Zuerst wird die Fraktur reponiert, dann erfolgt das Anmodellieren einer leicht biegbaren Aluminiumplatte an die Knochenoberfläche. Entsprechend diesem Modell wird die DCP nachgebogen und fixiert

Wegen der Platzverhältnisse im Bereich des Acetabulums wäre die Anwendung einer Platte in Verbindung mit dem abnehmbaren Plattenspanner kaum möglich; die selbstspannende Funktion der DCP erhält somit in diesem Fall eine überragende Bedeutung

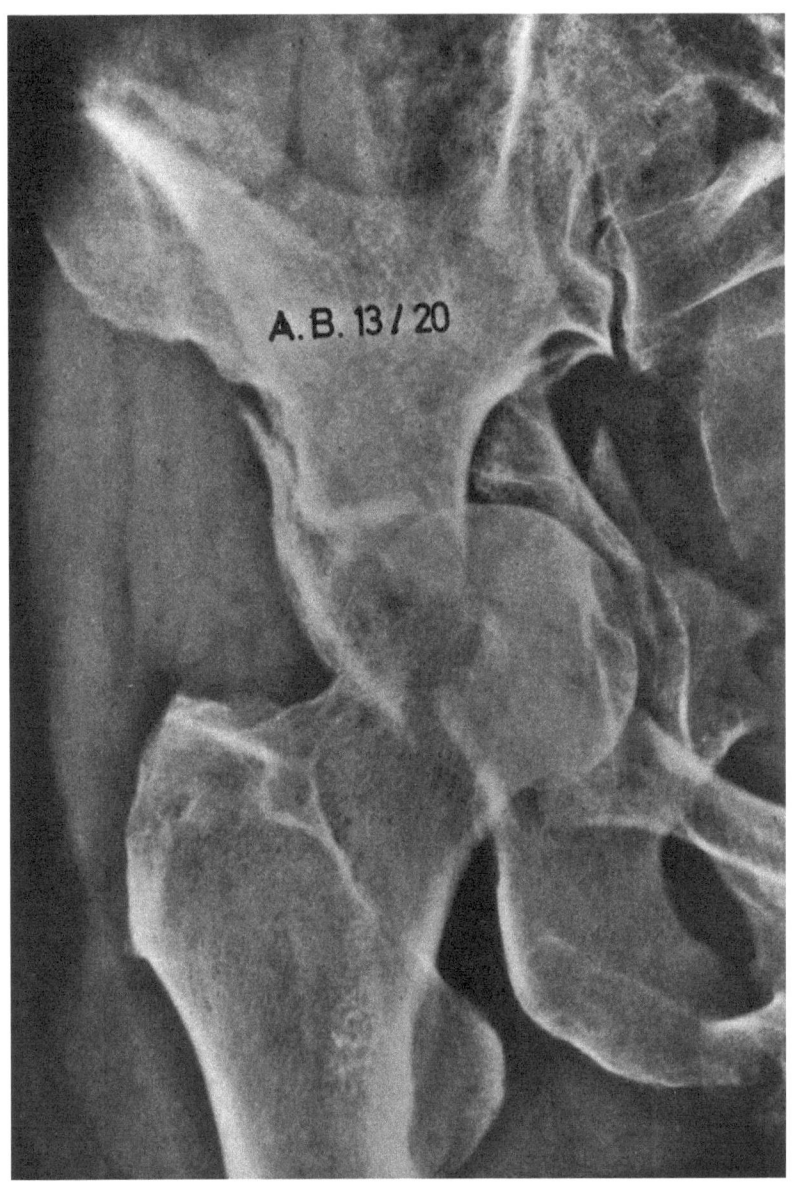

Abb 29a Zentrale Hüftgelenksluxation

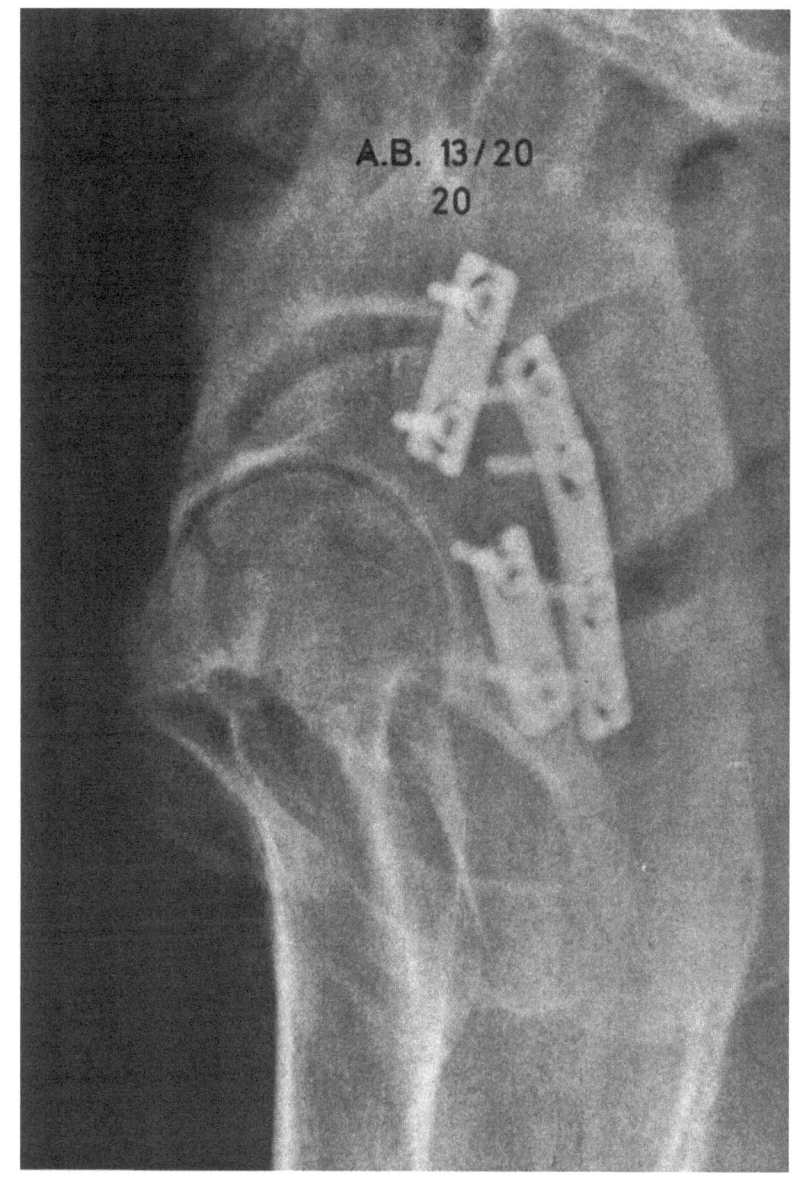

Abb. 29 b Perfekte Rekonstruktion des Acetabulums nach zentraler Hüftgelenksluxation. Die Rekonstruktion erfolgte unter Verwendung dreier DCP, wobei deren selbstspannende Funktion genutzt wurde. Die Abbildung stellt das Röntgenbild 20 Wochen nach dem operativen Eingriff dar

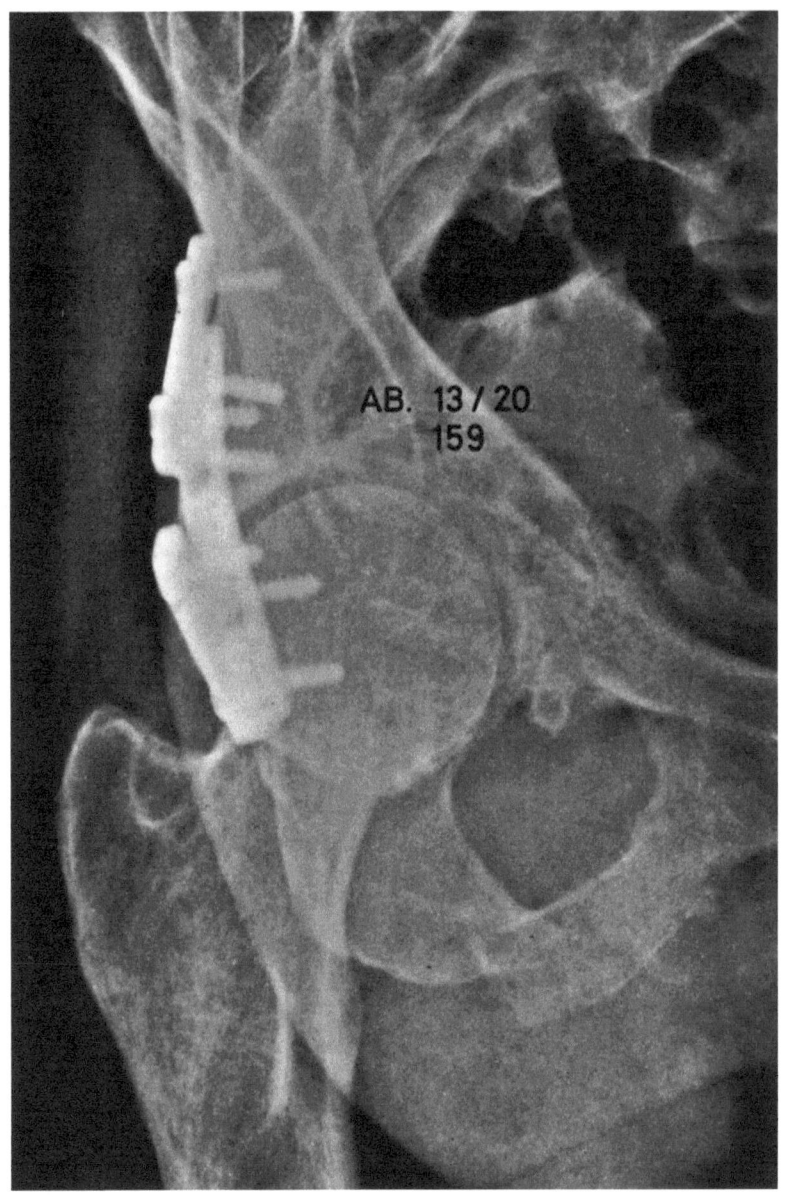

Abb. 29c Röntgenkontrolle 3 Jahre nach dem Unfallereignis. Der volle Bewegungsumfang am Hüftgelenk war wiedererlangt worden

Schlußbemerkung

Die dynamische Kompressionsplatte wurde im Jahre 1965 konzipiert und ist seitdem an rund 800 experimentell gesetzten Frakturen und Osteotomien (bei den verschiedensten Tierarten: Ratten [30], Kaninchen [31], Schafen [27], Hunden und Pferden) getestet worden. Dabei war eine uneingeschränkte postoperative Belastung ohne jegliche äußere Schienung die Regel. Die Experimente, welche mit DCP-Meßplatten durchgeführt wurden, erlauben den Schluß, daß eine dauernde Kompression der Fraktur und somit eine absolute Stabilität erzeugt wird.

Seit 1965 wurden klinische Untersuchungen an einer Klinik, seit 1969 an fünf Kliniken durchgeführt. Erste Ergebnisse [32, 33] waren äußerst ermutigend. Heute, nachdem mehr als 1500 Frakturen an Patienten mit der DCP behandelt wurden, ist die Platte für den allgemeinen Gebrauch freigegeben.

Literatur

1. MUELLER, M.E., ALLGOEWER, M., WILLENEGGER, H.: Manual der Osteosynthese (AO-Technik). Berlin-Heidelberg-New York: Springer 1969.
2. BLOCK, W.: Die normale und gestörte Knochenbruchheilung. Stuttgart: Enke 1940.
3. PRITCHARD, J.J.: Histology of fracture repair. In: CLARK, J.M.P. (Ed.): Modern Trends in Orthopaedics, Vol. 4, pp. 69—90. London-Washington: Butterworth 1964.
4. COUTELIER, L.: Recherches sur la guérison des fractures. Bruxelles: Arscia SA-Edition 1969.
5. PERREN, S.M., GANZ, R., RUETER, A.: Mechanical induction of bone resorption. IVth International Osteological Symposium, Prag, September 1972.
6. PERREN, S.M., HUGGLER, A., RUSSENBERGER, M., STRAUMANN F., MUELLER, M.E., ALLGOEWER, M.: A method of measuring the change in compression applied to living cortical bone. Acta orthop. scand. Suppl. **125**, 5 (1969).
7. PERREN, S.M., HUGGLER, A., RUSSENBERGER, M., ALLGOEWER, M., MATHYS, R., SCHENK, R., WILLENEGGER, H., MUELLER, M.E.: The reaction of cortical bone to compression. Acta orthop. scand. Suppl. **125**, 17 (1969).
8. RHINELANDER, F.W.: Circulation of bone. In: BOURNE, G.H. (Ed.: The Biochemistry and Physiology of Bone, Vol. II, pp. 2—76. New York-London: Academic Press 1972.
9. GANZ, R., BRENNWALD, J.: Recovery of medullary circulation of the osteotomy and internal fixation in the rabbit tibia. 31e Congrès de la Société Suisse d'Orthopédie, Réunion Franco-Suisse, Berne, Mai 1971.
10. SCHENK, R., WILLENEGGER, H.: Zum histologischen Bild der sogenannten Primärheilung der Knochenkompakta nach experimentellen Osteotomien am Hund. Experientia (Basel) **19**, 593 (1963).
11. SCHENK, R., WILLENEGGER, H.: Morphological findings in primary fracture healing. Symp. Biol. Hung. **7**, 75 (1967).
12. WILLENEGGER, H., PERREN, S.M., SCHENK, R.: Primäre und sekundäre Knochenbruchheilung. Chirurg **42**, 241 (1971).
13. ALLGOEWER, M.: Osteosynthese und primäre Knochenheilung. Langenbecks Arch. Chir. (Kongreßband) **308**, 423 (1964).
14. GALLINARO, P., RAHN, B. FILOGAMO, G.: The effect of compression in internal fixation of transverse osteotomies in rabbits (Abstract). Europ. Surg. Res. **1**, 171 (1969).
15. RAHN, B.A., GALLINARO, P., BALTENSPERGER, A., Perren, S.M.: Primary bone healing. An experimental study in the rabbit. J. Bone Jt Surg. **53-A**, 783 (1971).
16. WIESER, C., ALLGOEWER, M.: Die Beurteilung der Knochenheilung nach stabiler Osteosynthese im Röntgenbild. Radiol. clin. (Basel) **31**, 297 (1962).
17. LANE, W.A.: The operative treatment of fractures. London: The Medical Publishing Co. 1914.
18. DANIS, R.: Théorie et pratique de l'ostéosynthèse. Paris: Masson 1949.
19. MUELLER, M.E., ALLGOEWER, M., WILLENEGGER, H.: Technik der operativen Frakturenbehandlung. Berlin-Göttingen-Heidelberg: Springer 1963.
20. EGGERS, G.W.N.: Internal contact splint. J. Bone Jt Surg. **30-A**, 40 (1948).
21. BAGBY, G.W., JANES, J.M.: The effect of compression on the rate of fracture healing using a special plate. Amer. J. Surg. **95**, 761 (1958).
22. TAMAI, T., HOSHIKO, W.: A new compression plate for osteosynthesis. Clin. Orthop. Surg. **2**, 941 (1967).
23. DENHAM, R.: Pers. Komm.
24. LUHR, H.G.: Zur stabilen Osteosynthese bei Unterkieferfrakturen. Dtsch. zahnärztl. Z. **23**, 754 (1968).
25. MITTELMEIER, H.: Osteosynthese mit selbstspannenden Druckplatten. Bücherei des Orthopäden, im Druck.

26. BERTOLINI, A.: L'impiego della mia placca a compressione per l'osteosintesi dei vari tipi di osteotomie intertrochanteriche di femore. Clin. Orthop. **18**, 221 (1966).
27. PERREN, S.M., RUSSENBERGER, M., STEINEMANN, S., MUELLER, M.E., ALLGOEWER, M.: A dynamic compression plate. Acta orthop. scand. Suppl. **125**, 29 (1969).
28. GALEAZZI, G.: Experimentelle Untersuchungen zur intraoperativen Druckveränderung bei der Plattenosteosynthese. Inauguraldissertation, Basel 1972.
29. VON ARX, CH.: Schubübertragung durch Reibung bei Plattenosteosynthesen. Inauguraldissertation, Basel 1972.
30. HUTZSCHENREUTER, P., ALLGOEWER, M., BOREL, J.F., PERREN, S.M.: Second-set reaction favouring incorporation of bone allografts. Experientia **29**, 103 (1973).
31. RAHN, B.A., GALLINARO, P., BALTENSPERGER, A., PERREN, S.M.: Primary bone healing. An experimental study in the rabbit. J. Bone Jt Surg. **53-A**, 783 (1971).
32. ALLGOEWER, M., EHRSAM, R., GANZ, R., MATTER, P., PERREN, S.M.: Clinical experience with a new compression plate "DCP". Acta orthop. scand. Suppl. **125**, 43 (1969).
33. ALLGOEWER, M., PERREN, S.M., MATTER, P.: A new plate for internal fixation—The dynamic compression plate (DCP). Injury **2**, 40 (1970).

Sachverzeichnis

Abnehmbare Plattenspanner 4, 6, 8, 23
Abstützbohrbüchse 12, 14
Abstützplatte 28
Anwendung der DCP 1, 18, 21, 23
AO-Technik, Ziele und Grundlagen 1, 2
Auslenkung unter Endschraubenkompression 23, 25
Axiale Kompression 34

Beckenfrakturen im Bereich des Acetabulum 38
Biegefrakturen mit Drehkeil 32, 34
Biomechanische Grundlagen 2
Bohrbüchsen 12, 14

DCP in Kombination mit einem abnehmbaren Spanner 21, 23

Femurfrakturen 32
Fixationscallus 3
Form des DCP Schraubenloches 12, 13, 16
Frakturen im Metaphysenbereich 23, 28
Funktionelle Nachbehandlung 2

Gleitschraube 23

Halbrohrplatte der AO 3, 4

Interfragmentäre Kompression 2
Irritationscallus 3

Knochenheilung unter stabiler Fixation 3
Kompressionsplatten 3, 4
Kontaktheilung 3
Kugelgleitprinzip 12, 13, 16

Marknagelung 21
Mehrfragmentfrakturen/Trümmerbrüche 34

Neutralisationsplatte 1, 21

Plattenbiegen 4, 9
Pseudarthrosen 21

Röntgendiagnostik 3
Rundlochplatten 6, 10

Selbstspannende Kompressionsplatte (DCP) 1, 10, 23
Spaltheilung 3
Spannbohrbüchse 12, 14
Spannvorrichtungen 4, 8
Sphärische Geometrie an der DCP 12

Tibiafrakturen 21
Torsionsfrakturen 32, 34

Verriegelungsposition 28
Vorderarmbrüche 34

Zugschrauben 2

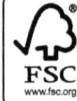

If you have any concerns about our products,
you can contact us on
ProductSafety@springernature.com

In case Publisher is established outside the EU,
the EU authorized representative is:
**Springer Nature Customer Service Center GmbH
Europaplatz 3, 69115 Heidelberg, Germany**

Printed by Libri Plureos GmbH
in Hamburg, Germany